Dr. med. Gisela Rauch-Petz • Ulla Unger • Dr. Stefan Siebrecht

Coenzym Q10

Der unterschätzte Powerstoff.
Mehr Leistung und Schutz für
Herz, Haut und Gehirn

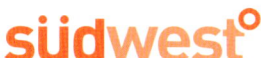

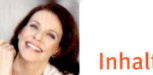
Inhalt

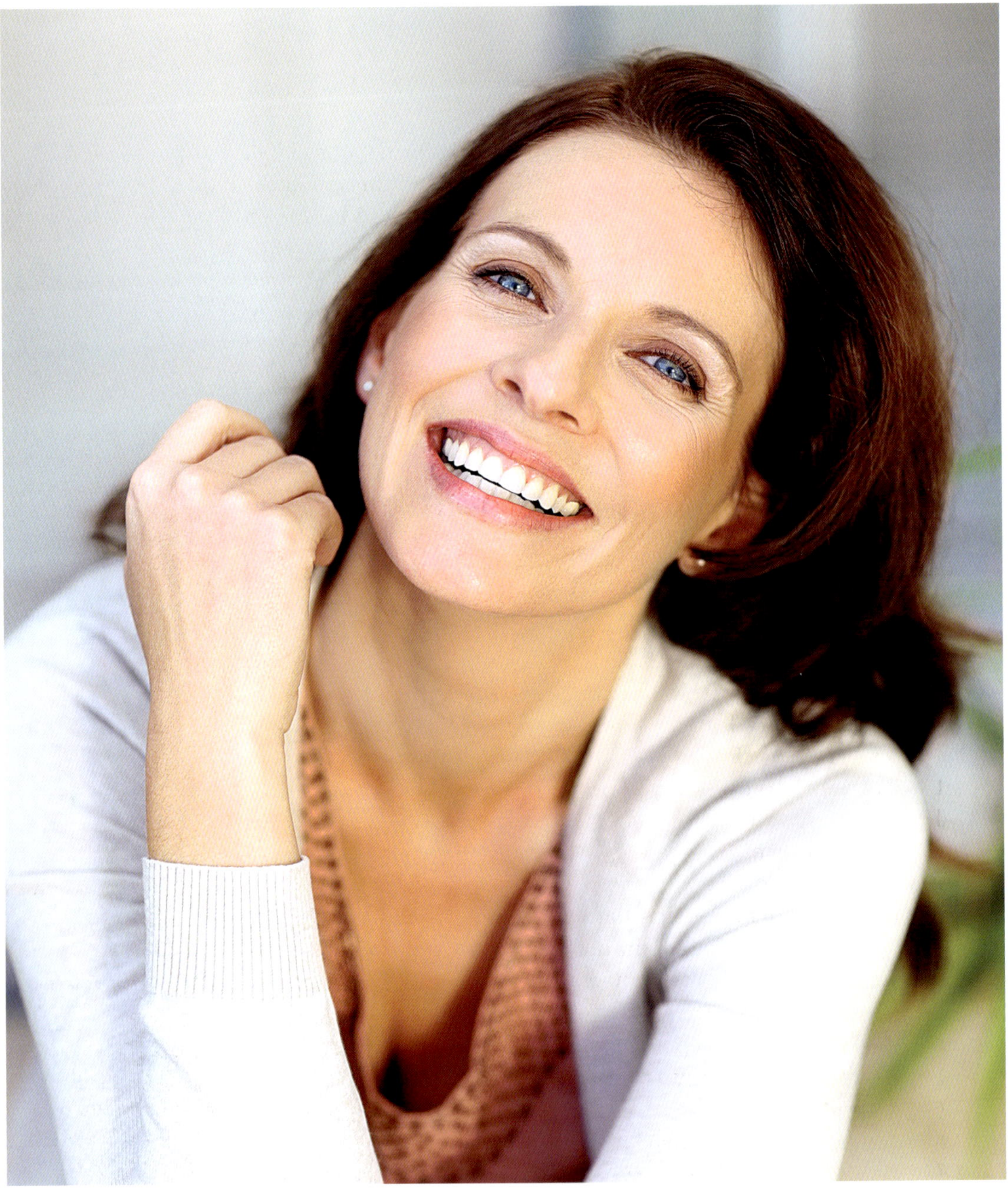

Coenzym Q10: ein neuer Nährstoff für mehr Energie

Wir leben in einem Zeitalter nahezu grenzenloser Informationsvielfalt und technischer Umsetzbarkeit. Die modernen Verarbeitungsmöglichkeiten sowie die schnellen Transportwege rund um den Erdball bieten uns eine ganz besondere Ernährungsvielfalt, die früheren Generationen nicht zur Verfügung stand. Wir genießen Lebensmittel aus der ganzen Welt und nutzen die neueste biochemische Forschung, um damit schnell zuzubereitende Fertiggerichte herzustellen, mit denen wir hoffen, unseren hektischen Alltag besser bewältigen zu können. Und trotz eines vollen Kühlschranks, gepaart mit einem guten Appetit und reichlicher Nahrungsaufnahme, finden wir uns gelegentlich in einem Zustand der Energielosigkeit wieder, der auf den ersten Blick ohne Erklärung bleibt, da die Ursache ja sicherlich nicht an einer zu geringen Zufuhr an Nahrungsenergie liegen kann.

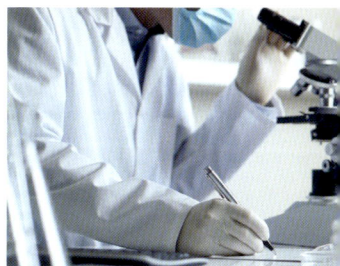

»Therapien, die in Neuland vordringen, sind immer von Skepsis und Zweifel begleitet worden. Vielleicht muss dies auch so sein – als Ausweis einer wahren Neuerung.« (Prof. Dr. Karl Folkers)

Mangel an Mikronährstoffen

Unsere Nahrung enthält im Wesentlichen Makronährstoffe als Energieträger und in kleinen Mengen Mikronährstoffe, ohne die wir über kurz oder lang Mangelerscheinungen entwickeln, wie das bekannte Beispiel von Zahnausfall bei Vitamin–C–Mangel. Diese Mikronährstoffe sind selbst keine Energieträger und trotzdem brauchen wir sie, damit lebensnotwendige Stoffwechselprozesse ablaufen können und vor allem die Gewinnung von Energie möglich wird. Wenn es denn stimmt, dass wir uns nur ausgewogen und gesund ernähren müssen, um alle lebensnotwendigen Mikronährstoffe aufzunehmen, dann müssten die Menschen, die sich daran halten, vor Gesundheit und Energie nur so strotzen. Dass dem nicht so ist, zeigt sich an der Zunahme von Zivilisationserkrankungen. Diese können sich nicht nur aus Übergewicht, sondern auch aufgrund einer relativen und lang anhaltenden Unterversorgung an bestimmten Mikronährstoffen entwickeln, selbst bei Menschen mit vernünftigem Ernährungsverhalten. Zu diesen Mikronährstoffen werden nicht nur die Vitamine sowie Mineralstoffe und Spurenelemente gezählt, sondern auch die sekundären Pflanzenstoffe und vitaminähnliche Stoffe, wie das Coenzym Q10.

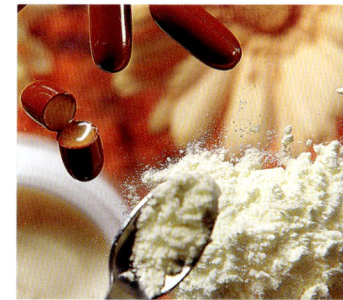

Wie Prof. Dr. Folkers sind mittlerweile viele Forscher überzeugt davon, dass Coenzym Q10 einen äußerst wichtigen Beitrag zur Gesunderhaltung des Menschen leisten kann.

Zucker und Fette können in den Zellkraftwerken unserer Körperzellen mithilfe von Coenzym Q10 in eine für den Körper nutzbare Energie umgewandelt werden. Die Nahrungsenergie wird in Form von ATP gespeichert und ist jederzeit verfügbar.

Welchen Nutzen dieser Ratgeber bietet

Dieser Ratgeber will Ihnen zeigen, was Coenzym Q10 ist, welche Funktionen es im Körper hat und inwiefern dieser Stoff Ihnen helfen kann, Ihre Gesundheit wirkungsvoll zu schützen und zu unterstützen, um ein Leben voller Leistungsbereitschaft, Energie und Freude führen zu können. Ganz besonders aber soll das Buch auch als Ratgeber für diejenigen dienen, die wieder gesund werden und ihren Körper neben den Medikamenten auch noch selbst unterstützen möchten.

Info

Coenzym Q10 gilt als eine der wichtigsten Entdeckungen der Ernährungswissenschaft in den letzten Jahrzehnten. Diese lebenswichtige Substanz beeinflusst zahlreiche biochemische Prozesse im Körper. Ohne Coenzym Q10 könnte keine Zelle im menschlichen Organismus arbeiten. Es kann in moderaten Mengen über die Nahrung aufgenommen, aber auch vom Körper selbst produziert werden. Q10 wird in den letzten Jahren immer intensiver erforscht, was man an der zunehmenden Anzahl der veröffentlichten wissenschaftlichen Studien erkennen kann. Insgesamt gibt es inzwischen über 5.000 Publikationen rund um das Thema Q10.

Coenzym Q10: unerlässlich für die Lebenskraft

Warum ist nun dieses kleine Molekülchen namens Coenzym Q10 so besonders, dass ihm ein ganzes Buch gewidmet wird? Es ist in der Tat etwas ganz Fantastisches, indem es eine lebensnotwendige Schlüsselfunktion bei der Energiegewinnung aus Energieträgern hat. Der Vergleich mit der Zündkerze beim Motor ist durchaus berechtigt, da es als Coenzym den »Funken« gibt, damit unser Körper insbesondere aus Zucker und Fetten die darin gespeicherte Energie freisetzen und in Form von ATP (Adenosintriphosphat) speichern kann. Diese Energiegewinnung, die in der Tat auch als Verbrennung bezeichnet wird, läuft in den Mitochondrien ab, das sind quasi kleine Kraftwerke, die reichlich in nahezu jeder Zelle vorhanden sind. Die entstandenen ATP-Moleküle sind unsere Batterien, die bei Bedarf bei ganz unterschiedlichen Vorgängen eingesetzt werden, immer dann, wenn Energie gebraucht wird. Zum Beispiel bei den unzähligen Stoffwechselprozessen, die in jeder Zelle ablaufen, oder ganz einfach, wenn wir unsere Muskulatur bewegen. Es ist deshalb nicht von ungefähr, dass die Zellen im Körper, die besonders viel Energie verbrauchen, auch besonders viele Mitochondrien enthalten und damit auch viel Coenzym Q10. Eine einzige Herzzelle gewinnt ihre Energie aus bis zu 2.000 Mitochondrien, also 2.000 Minikraftwerken.

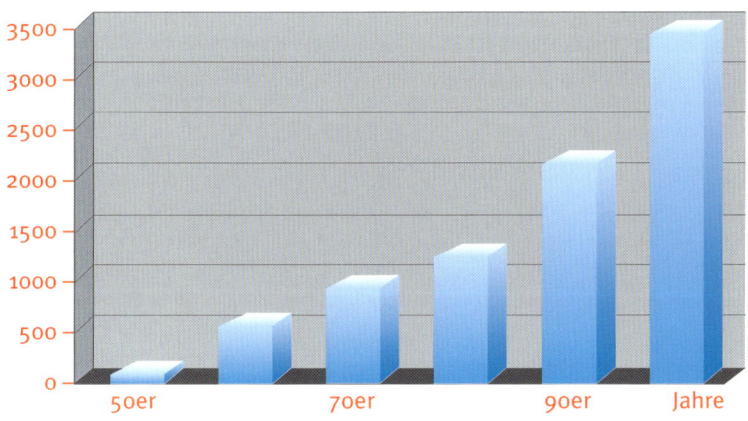

Coenzym-Q10-Veröffentlichungen in der Datenbank Pubmed in den letzten 60 Jahren.

Quelle: Pubmed.gov (U.S. National Library of Medicine, National Institute of Health)

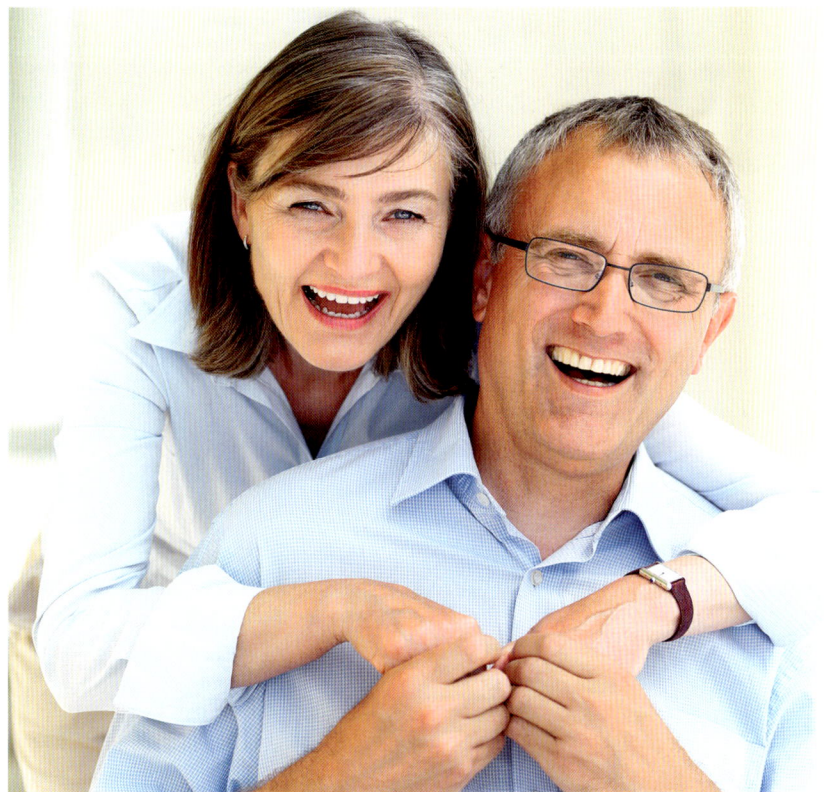

Lebensfreude und Energie im Alter können durch den Verzehr von Coenzym Q10 gesteigert werden.

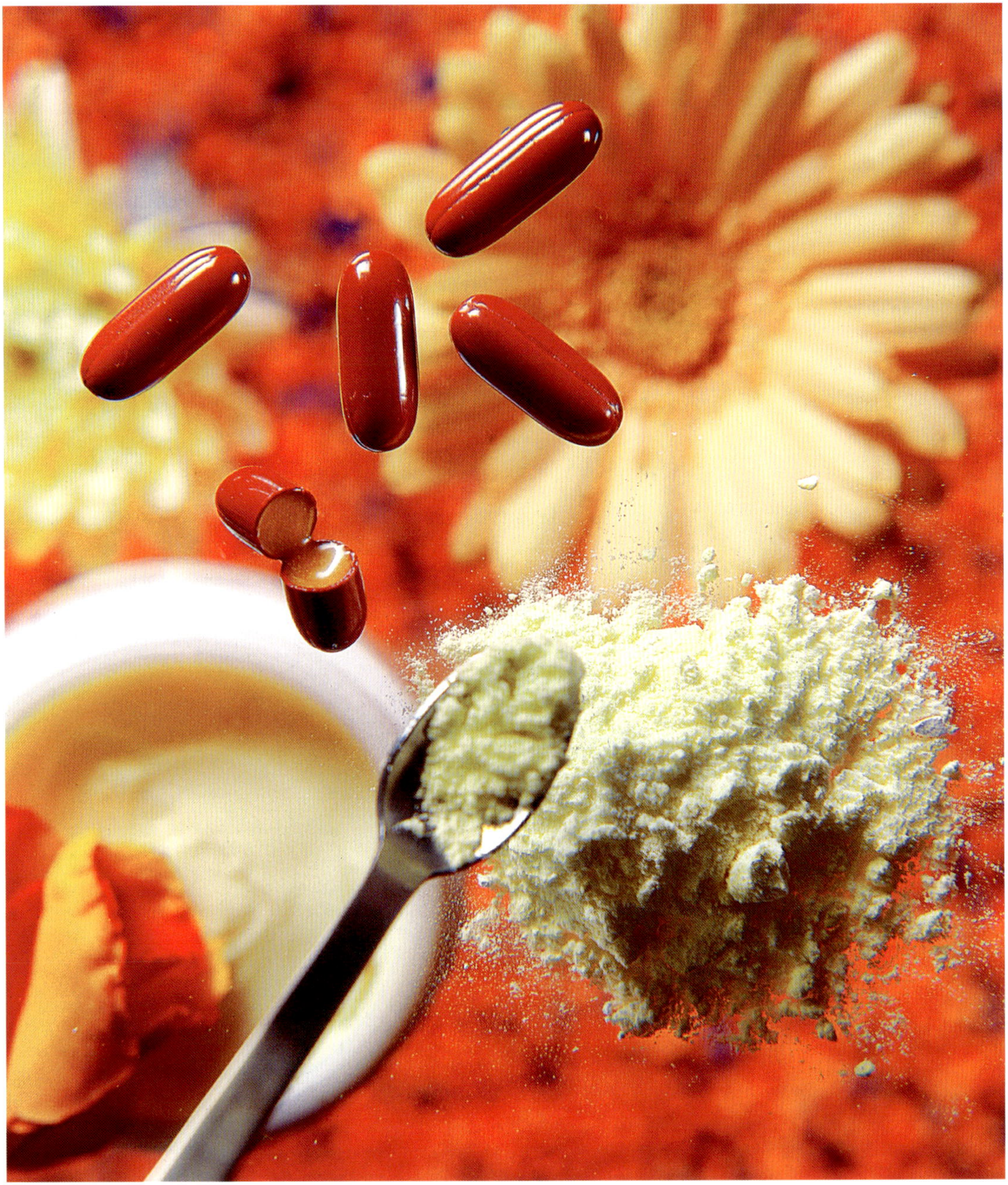

Coenzym-Q10-Basiswissen

Was ist Coenzym Q10?

Coenzym Q10 ist ein vitaminähnlicher Stoff, der an allen energieliefernden Prozessen im Organismus maßgeblich beteiligt ist. Er ist überall in der Natur vorhanden, sowohl in Pflanzen als auch in tierischen Organismen. Nicht nur Pflanzen und Tiere, auch wir Menschen können es selbst produzieren – mit zunehmenden Jahren aber immer weniger. Ab einem Alter von 40 Jahren ist es deshalb wichtig, auf eine ausreichende Coenzym–Q10–Versorgung zu achten. Insbesondere, wenn wir zu den Menschen mit einem erhöhten Energiebedarf gehören, der kaum noch durch Eigensynthese und unsere Nahrung gedeckt werden kann, ist eine ergänzende Zugabe von Coenzym Q10 sinnvoll.

Coenzym Q10: Grundelement der Natur

Bis auf Ratten und Mäuse sind alle Wirbeltiere und auch der Mensch auf Ubiquinone mit einer Seitenkette von zehn Teilen angewiesen, das Coenzym Q10. In Bakterien hingegen findet man alle Arten von Ubiquinonen von Q1 bis Q8. In beschränktem Maß können wir Menschen auch Ubiquinone mit weniger Seitenkettenanteilen aus unserer Nahrung verwerten und in der Leber zum Ubiquinon mit 10 Isopreneinheiten, dem Coenzym Q10, umbauen. Dabei werden die Seitenketten zerlegt und zu Zehnerketten wieder zusammengebaut. Diese Umbaufähigkeit lässt leider mit zunehmendem Alter nach, die körpereigene Chemie funktioniert nicht mehr richtig, weshalb vor allem ältere Menschen in einen Coenzym–Q10–Mangel geraten können. Insgesamt enthält unser Körper ca. 2 Gramm Coenzym Q10[72, 156].

Coenzym Q10 wird auch als Ubichinon bezeichnet. Aus dem englischen „Ubiquinone" abgeleitet, findet sich im Deutschen gleichfalls die Schreibweise „Ubiquinon".

Q10 – vor über 50 Jahren entdeckt

Coenzym Q10 wurde 1957 von Fred Crane[28] im Rindfleisch entdeckt und aus Rinderherzen isoliert. Ein Jahr später wurde seine chemische Struktur aufgeklärt. Aber es dauerte noch gut 20 Jahre, bis der britische Wissenschaftler Peter Dennis Mitchell für seine Erkenntnisse über die Rolle von Coenzym Q10 in der Atmungskette der Mitochondrien 1978 den Nobelpreis für Chemie erhielt.

Coenzym Q10: Ein exklusiver Nährstoff

Persönlich war Prof. Dr. Folkers vom Nutzen des Coenzyms Q10 als Nahrungsergänzungsmittel so überzeugt, dass er es die letzten 16 Jahre seines Lebens ständig zu sich nahm. Er starb am 9. Dezember 1997 im Alter von 91 Jahren. Erst drei Tage vorher war er von einer Vortragsreise aus Schweden zurückgekehrt.

Der »Pionier« der Coenzym–Q10–Forschung war Professor Dr. Karl Folkers, der sich seit Beginn der 1960er Jahre um die Erforschung dieses Vitaminoids bemühte. 1986 bekam er die Priestley Medaille, eine der höchsten Auszeichnungen der Amerikanischen Chemischen Gesellschaft für hervorragende Leistungen in Chemie und Medizin. Karl Folkers erhielt diese Auszeichnung für seine Arbeiten über Coenzym Q10 sowie die Vitamine B6 und B12.

Wie kam der Name Coenzym Q10 zustande?

Coenzym: Coenzym Q agiert nicht allein, sondern mit den Enzymen der sogenannten Atmungskette in den Mitochondrien, den Zellkraftwerken, und wird daher Coenzym genannt.

Coenzym Q: Das Q steht für den Teil des Coenzyms, der eine Quinon-Einheit ist.

Ubiquinon: Coenzym Q wird in Fachkreisen auch Ubiquinon genannt – Ubi–, weil es ubiquitär (lateinisch ubique = überall) in der Natur in nahezu allen Organismen vorkommt, und Quinon, weil es in der Quinonform vorliegt, das heißt, der Sauerstoff ist doppelt gebunden (Sauerstoff = O).

Coenzym Q10: Die 10 steht für die 10 Isopreneinheiten, die die Seitenkette des Coenzyms bilden. Es gibt in der Natur und in unserem Körper auch Vorstufen des Q10 mit weniger als 10 Isopreneinheiten, z. B. Q9, die aber in unserem Körper zu Q10 weiterverarbeitet werden.

Die Strukturformel von Coenzym Q10

10 Isopren-Einheiten

Quinon-Einheiten

Struktur von Coenzym Q10

Die verschiedenen Abkürzungen

Coenzym Q10 wird in Fachkreisen und in der Öffentlichkeit oft unterschiedlich genannt und abgekürzt.

Es finden sich Bezeichnungen wie Ubichinon, Coenzym Q, CoQ, Q10. Dieses ist die nicht aktive Form, die der Körper erst in die aktive Form umwandeln muss.

Ubiquinol (QH): Die aktive Form von Coenzym Q10

Zur Aktivierung werden dem Coenzym Q10 zwei Wasserstoffatome angehängt, was als Reduktion bezeichnet wird. Daraus entsteht Coenzym QH2, auch kurz QH genannt, weil bei der Reduktion am Q10 zwei Wasserstoffatome „H" am Sauerstoff „O" dazu kommen. Es finden sich auch Bezeichnungen wie Ubihydrochinon oder Ubichinol. Als Bezeichnung für die reduzierte Form des Q10 hat sich Ubiquinol durchgesetzt, weil der Sauerstoff einfach phenolisch gebunden ist: …–OH (Alkohol).

OH

OH

Struktur von Coenzym QH (Ubiquinol)

Coenzym Q10 und Ubiquinon bezeichnen beide das gleiche Molekül. Es ist die oxidierte und damit nicht aktive Form, die der Organismus erst in die aktive Form, in Ubiquinol, umwandeln muss. Dies geschieht durch Anhängen von Wasserstoffatomen.

Wie sieht Coenzym Q10 aus?

Coenzym Q10 ist – wenn es in seiner reinen Form gewonnen wird – ein gelborangefarbenes kristallines Pulver ohne Geruch und Geschmack. Chemisch betrachtet, handelt es sich dabei um einen fettähnlichen Stoff mit einem Quinon. Dieses Quinon ist eine ringförmige Verbindung, die sich aus Kohlenstoff-, Wasserstoff- und Sauerstoffmolekülen zusammensetzt. An dieser Ringstruktur hängt eine 10er–Kette aus Kohlenwasserstoffen, die Isopreneinheiten (siehe oben). In der aktivierten Form als Ubiquinol ist es ein weißes Pulver.

Weil QH so leicht mit Sauerstoff reagiert, war es zunächst schwierig, ein stabiles Produkt herzustellen.

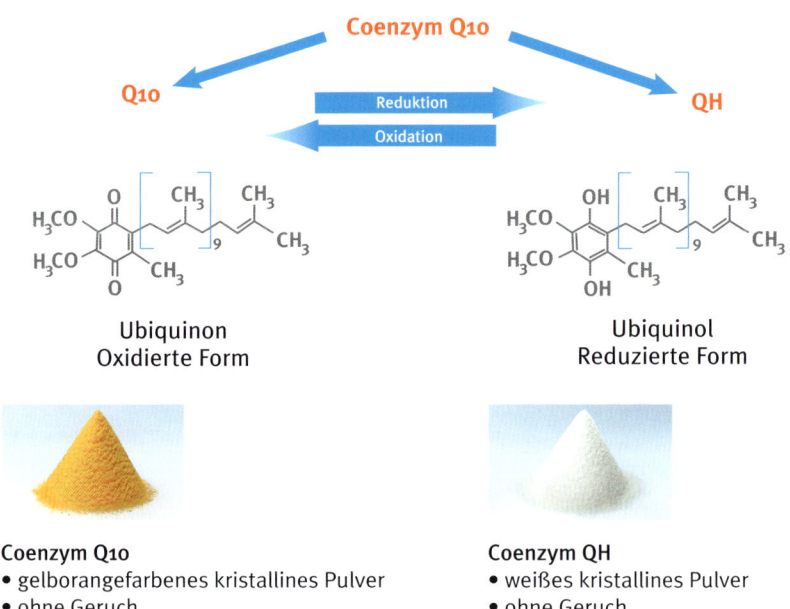

Coenzym Q10
Ubiquinon
Oxidierte Form

QH
Ubiquinol
Reduzierte Form

Coenzym Q10
- gelborangefarbenes kristallines Pulver
- ohne Geruch
- ohne Geschmack

Coenzym QH
- weißes kristallines Pulver
- ohne Geruch
- ohne Geschmack

Quelle: Siebrecht 2010

Die Kurzform beziehungsweise auch Kürzel für Coenzym Q10 ist Q10 und für Ubiquinol das QH.

QH ist die reduzierte Form und ein extrem starkes Antioxidans. Es reagiert sehr rasch mit dem Sauerstoff der Luft und wird dann zu Q10, welches orange ist. Einem QH–Produkt kann man ansehen, wenn es oxidiert und „alt" wird. Es ist dann zwar nicht „schlecht", hat aber die Eigenschaften des QH verloren. Weil QH so leicht mit dem Sauerstoff reagiert, war es bis vor Kurzem gar nicht möglich, stabiles QH herzustellen.

Wo kommt Coenzym Q10 in unserem Körper vor?

Coenzym Q10 hat zwei Hauptwirkorte in den Zellen:

- In der inneren Mitochondrienmembran, zur Energiegewinnung.
- In den äußeren Zellmembranen, zu deren Schutz und zur Regeneration von Vitamin E.

Da Coenzym Q10 wesentlich an der Energiegewinnung beteiligt ist, haben Organe, die besonders viel Energie verbrauchen, wie Herz, Nieren, Leber und Muskeln, auch die höchsten Konzentrationen[12]. Krankheiten können zu einer Abnahme des Q10-Spiegels in verschiedenen Körperorganen führen. Patienten mit neurodegenerativen Erkrankungen wie Morbus Parkinson und Alzheimer oder auch Krebs, Herz-Kreislauf-Erkrankungen und Diabetes mellitus sowie besonders ältere Menschen weisen veränderte Coenzym-Q10-Gehalte im Körper auf.

QH/Q10 Verhältnis in den Organen

Untersuchungen zeigen, dass das Coenzym Q10 im menschlichen Körper vor allem in der reduzierten Form als Coenzym QH – auch als Ubiquinol bezeichnet – vorkommt. In den meisten Organen liegt der Anteil von Ubiquinol im Verhältnis zu Coenzym Q10 weit über 50 Prozent. Im Blut liegen sogar weit über 90 Prozent des Gesamt-Coenzym-Q10 als Ubiquinol vor (Miles et al. 2003). Ausnahmen bilden die Organe Gehirn und Lunge. Beide Organe sind einem extremen oxidativen Stress ausgesetzt. Gleichermaßen benötigen die Nervenzellen im Gehirn eine große Menge an Energie, weil sie stets stimuliert werden und Signale übermitteln müssen. Während der Energieproduktion in den Mitochondrien der Nervenzellen entsteht als Nebenprodukt besonders viel reaktiver Sauerstoff, der mit Ubiquinol reagiert und so unschädlich gemacht wird. Die Ubiquinol-Spiegel sinken. Dies erklärt das geringere Verhältnis von Ubiquinol zu Coenzym Q10, da diese Organe einen höheren Bedarf an Ubiquinol durch den hohen Verbrauch haben[1] (siehe Grafik Åberg 1992).

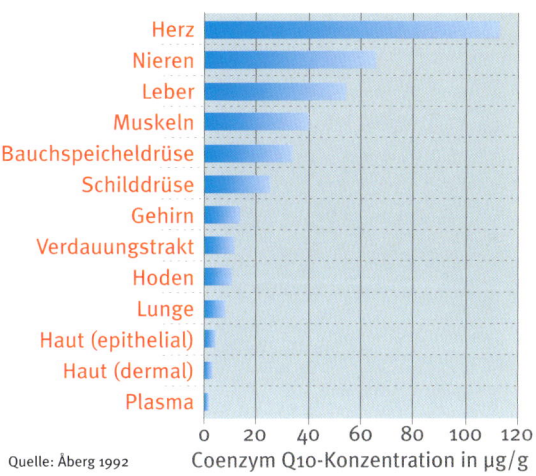

Quelle: Åberg 1992

Q10-Konzentration in µg/g

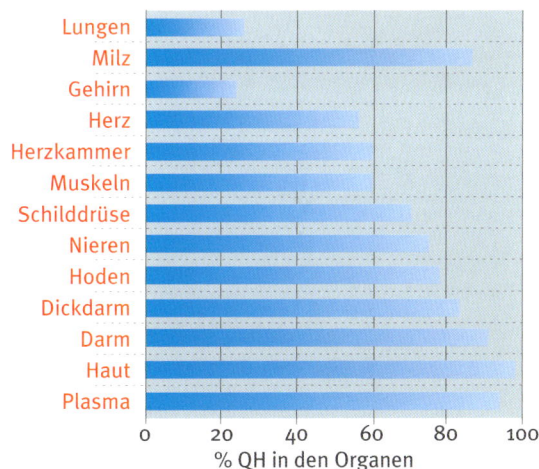

Quelle: Åberg 1992

Wenn Organe sehr hohem oxidativem Stress ausgesetzt sind, wie Lunge und Gehirn, dann verbrauchen sie besonders viel von dem aktiven Ubiquinol, weshalb das prozentuale Verhältnis zwischen Ubiquinol und Coenzym Q10 niedrig ist.

Verhältnis von QH/Q10 im Blut

Zwischen 93 und 95 Prozent des Coenzym Q10 im Blut liegen als reduzierte Form QH vor. QH ist damit die bevorzugte Form, Coenzym Q10 über das Blut zu transportieren. Hier scheint es besondere Mechanismen zu geben, die für QH spezifisch sind. Denn Q10 aus der Nahrung wird zuerst von den Darmepithelzellen aufgenommen, zu QH umgewandelt und dann erst an das Blut abgegeben, welches das QH zu allen anderen Organen transportiert. Eine Nahrungsergänzung mit QH führt deswegen rascher zu höheren Blutspiegeln als eine mit Q10, zudem wird QH viel besser von den Darmzellen aufgenommen und weitergeleitet.

Q10-Verzehr

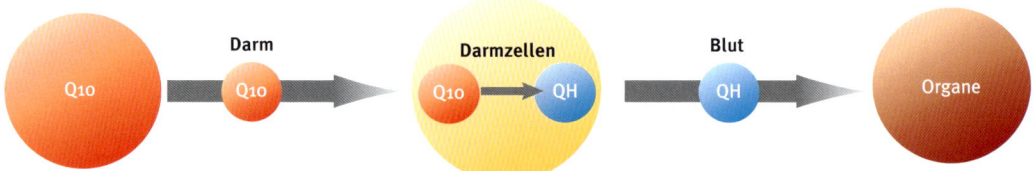

Q10 wird zuerst von den Darmzellen aufgenommen und in QH umgewandelt. Dafür braucht der Körper Zeit, Energie und spezielle Enzyme. Dann geben die Darmzellen QH über die Lymphe an das Blut ab und es wird an die Zielorgane wie Herz, Muskeln und Leber gebracht.

QH-Verzehr

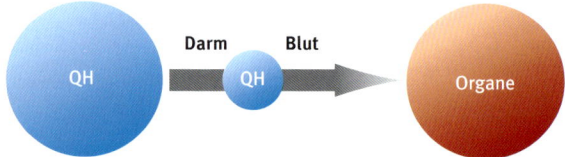

QH wird von den Darmzellen aufgenommen und über die Lymphe an das Blut abgegeben. So kann es direkt zu den Organen transportiert werden. QH ist daher rascher im Blut und in den Organen als Q10.

Kurz gesagt:
- QH ist die bevorzugte Transportform für Coenzym Q10 im Blut.
- QH wird rascher ins Blut aufgenommen als Q10 und steht allen Organen umgehend zur Verfügung.

In diesen Nahrungsmitteln ist Coenzym Q10 enthalten

Wer sich bezüglich des Coenzym–Q10–Gehalts unserer Lebensmittel an Tabellen orientieren will, sollte besonders darauf achten, dass sich Wissenschaftler durchgängig auf die Bestimmung der Menge an Coenzym Q10 auf 1 kg Lebensmittel beziehen. Diese Angaben sind zwar korrekt, können aber beim ersten Blick täuschen, denn die Verzehrmengen weichen in höchst unterschiedlichem Maße davon ab. Werden die Lebensmittel aufgrund dieser Analysen nach ihrem Gehalt sortiert, dann kommen die Öle sehr gut dabei weg, da die Angaben auf 1 kg bezogen sind. Um hier aber realistische Zahlen zu haben, wurden in diesem Buch die Angaben pro 1 kg in lebensmitteltypische Mengen umgerechnet, wie z. B. 100 g bei Fleisch, Fisch, Gemüse und Obst, sowie 10 g – entspricht etwa 1 Esslöffel – bei Ölen. Gemessen wird jeweils der Gesamtgehalt an Coenzym Q10, was den Anteil an Ubiquinol, der aktiven Form, mit einschließt. Diese ist so instabil, dass sie an der Luft mit Sauerstoff sofort zu Coenzym Q10 oxidiert. Der Anteil an QH macht etwa ein Drittel der gesamten Coenzym–Q10–Menge in den Nahrungsmitteln aus. Bei Olivenöl beträgt er nur zirka 10 Prozent, bei Sojaöl hingegen macht er fast 75 Prozent aus[21]. Zum besseren Überblick werden die Lebensmittel in die Klassen A (höchster Gehalt an Q10) bis E (geringster Gehalt an Q10) eingeordnet.

Wenn die Q10-Eigenproduktion ab einem Alter von etwa 40 Jahren nachlässt, ist es nur sehr schwer möglich, das Defizit allein durch die Ernährung auszugleichen.

Q10 in tierischen Produkten

Die Mengen, die wir über zubereitetes Fleisch und Fisch aufnehmen können – die höchsten Mengen wurden im Schweineherz gefunden mit 28 mg Coenzym Q10 pro 100 g – werden durch den Koch– und Bratprozess deutlich verringert, da Coenzym Q10 hitzeempfindlich ist. Im Durchschnitt müssen Verluste von etwa 23 Prozent, also etwa ein Viertel, einkalkuliert werden (Klassen A und B).

Bezogen auf 100 g verzehrfähiges Produkt beinhalten Butter, Käse, Milch, Joghurt, Sauermilch, Kefir und Sahne in absteigender Reihenfolge zwischen 0,7 mg und 0,1 mg Q10 / 100 g (Klassen C und D).

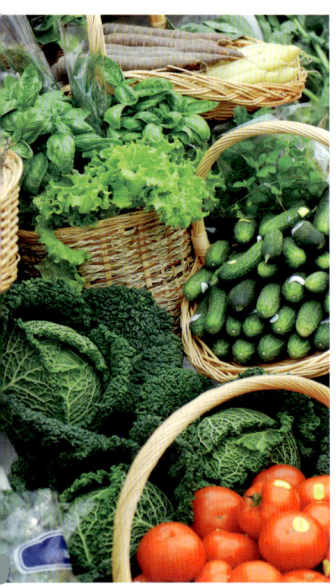

Q10 in Gemüse

Mit Ausnahme der Sojabohnen beinhalten die gängigen Gemüsesorten zwischen 0 und 0,5 mg Q10 pro 100 g. Damit kann Gemüse in keinem nennenswerten Ausmaß zur Coenzym–Q10–Versorgung beitragen (Klasse D und E).

Q10 in Getreide

Bezogen auf 100 g Produkt (Rohzustand) beinhalten Mais, Weizen und Reis in absteigender Reihenfolge zwischen 0 und 0,5 mg Q10 pro 100 g. Ausnahme: Weizenkeime und Maiskeime haben pro 100 g Produkt zwischen 0,4 und 0,7 mg Q10. Doch auch hier sollte bedacht werden, dass wir normalerweise eher 10 g Weizenkeime (etwa 1 Esslöffel voll) verzehren und somit auch dieses Lebensmittel unter »Q10–arme Quelle« einzuordnen ist.

Q10 im Obst

Mit Ausnahme der Avocado, die ebenfalls zu den Obstsorten zählt und etwa 1 mg Q10 pro 100 g zur Ernährung beitragen kann, liegen die gängigen Obstsorten pro 100 g Produkt zwischen 0,1 und 0,5 mg Q10 (meist Klasse E).

Q10 in pflanzlichen Ölen und Nüssen:
Bester Coenzym-Q10-Gehalt!

Abgesehen von Sojabohnen, bietet Gemüse nur wenig Coenzym Q10. Ungeachtet dessen sollte man es trotzdem reichlich verzehren. Es bietet eine Fülle an sonstigen, gesundheitlich außerordentlich wertvollen Inhaltsstoffen.

Wenn man noch bedenkt, dass mit Ausnahme der Innereien alle sonstigen Fleisch– und Fischarten unter die Klasse B eingeordnet werden, also etwa 1 bis 5 mg Coenzym pro 100 Gramm enthalten, die auch noch hohen Temperaturen ausgesetzt werden, bleiben nur noch Lebensmittel wie Nüsse und Öle übrig, die wir im Rohzustand, z. B. als Beigabe zum Salat, verzehren. Sojaöl schneidet hinsichtlich seines Coenzym–Q10–Gehalts unter den Ölen am besten ab. Unter Berücksichtigung der verzehrten Mengen sowie der Art der Zubereitung unserer Lebensmittel wird erkennbar, dass wir selbst bei einer optimalen Zusammensetzung unserer Ernährung, auch wenn sie reich an Ölen und Nüssen ist, den altersbedingten Rückgang der körpereigenen Coenzym–Q10–Produktion nicht ausgleichen können[136]. Auch für gesunde Öle gilt, dass die Verzehrmenge moderat bleiben sollte, was auch für den Verzehr von Nüssen wegen des hohen Ölgehalts mit berücksichtigt werden sollte.

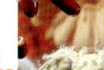

Kurz gesagt:

- Coenzym Q10 kommt überall in der Natur vor, weshalb man diese chemische Zusammensetzung auch Ubichinon nennt (ubiquitär = überall vorkommend).

- Coenzym Q10 kann der Mensch im Normalfall in jungen Jahren noch in ausreichender Menge selbst produzieren und über die Nahrung aufnehmen. Ab einem Alter von 40 Jahren ist es jedoch wichtig, auf eine ausreichende Coenzym–Q10–Versorgung von außen zu achten.

- Unter bestimmten Lebensumständen kann der Q10–Bedarf erhöht sein und die Eigenproduktion nicht ausreichen oder eingeschränkt sein, z. B. bei Sportlern, älteren oder kranken Menschen, Rauchern, Menschen, die Medikamente einnehmen, sowie Schwangeren.

Unter gewissen Bedingungen können Ältere, Kranke, Sportler und auch Schwangere einen erhöhten Bedarf an Coenzym Q10 haben. Nüsse gehören zwar zu den Lebensmitteln mit nennenswerten Mengen an Coenzym Q10, dennoch kann damit der Bedarf aus kalorischen Gründen nicht gedeckt werden, da zu viele Nüsse verzehrt werden müssten.

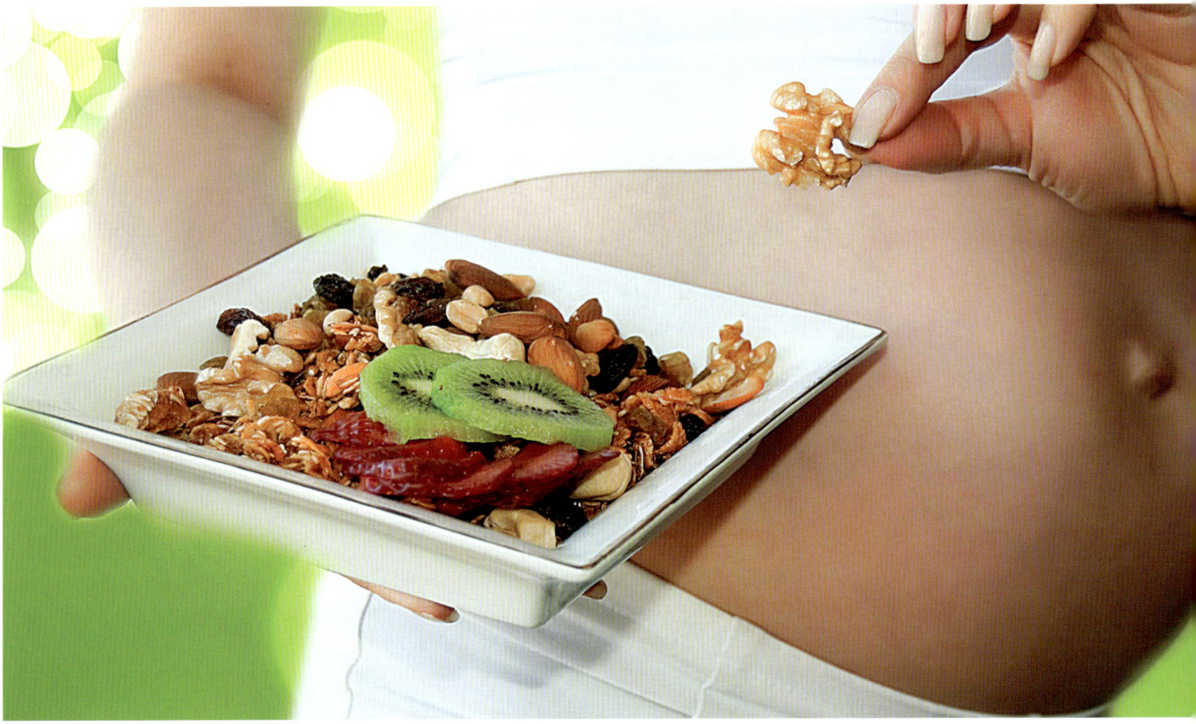

In diesen Nahrungsmitteln ist Coenzym Q10 enthalten [136]

Tierische Produkte	Q10-Gehalt in mg / kg	Q10-Gehalt in mg / 100 g
Rentier	158	16
Rinderherz	113	11
Schweineherz	118 – 282	12 – 28
Hühnerherz	92 – 192	9 – 19
Hühnerleber	116 – 132	12 – 13
Sonstige Fleischsorten:	10 – 50	1 – 5
Milchprodukte		
Butter, Käse, Milch, Joghurt		
Sauermilch, Kefir, Sahne	1 – 7	0,1 – 0,7

Fisch	Q10-Gehalt in mg / kg	Q10-Gehalt in mg/100 g
Makrele		
(Stöcker, Stachelmakrele)	4 – 130	0,4 – 13
Sardine	5 – 64	0,5 – 6
Hering (Herz)	120 – 148	12,0 – 14,8
Makrele (Herz)	106 – 110	10,6 – 11,0
Makrele (rotes Fleisch)	68	6,8
Makrele (weißes Fleisch)	11 – 16	1,1 – 1,6
Seelachs	14	1,4
Aal	7 – 11	0,7 – 1,1
Regenbogenforelle	9 – 11	0,9 – 1,1
Muscheln	10	1
Tunfisch (in Dosen)	15 – 16	1,5 – 1,6
Hering (Fleisch)	15 – 27	1,5 – 2,7

Quelle: Pravst et al. 2010

Anhand dieser Tabellen über die Q10-Gehalte in Nahrungsmitteln ist erkennbar, dass selbst pflanzliche Öle nur einen kleinen Beitrag zur Coenzym-Q10-Versorgung leisten können, da die Verzehrmengen moderat sind (siehe auch rechte Seite).

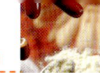

Pflanzliche Produkte	Q10-Gehalt in mg / kg	Q10-Gehalt in mg / 100 g
Sesam	17,6 – 23,0	1,8 – 2,3
Erdnüsse	26,7	2,7
Sojabohnen (ganz, getrocknet)	6,8 – 19,0	0,7 – 1,9
Pistazien	20,1	2,0
Walnüsse	19,0	1,9
Mandeln	5,0 – 13,8	0,5 – 1,4
Sojabohnen (frisch)	18,7	1,9
Haselnüsse	16,7	1,7
Natto (fermentiert)	5,6 – 10,0	0,6 – 1,0
Sojabohnen (gekocht)	12,1	1,2
Gemüse	0 – 5	0 – 0,5
Getreide: Mais, Weizen, Reis	3,5 – 7,0	0,4 – 0,7
Maiskeime, Weizenkeime	0,5 – 1	0,05 – 0,1

Öle	Q10-Gehalt in mg / kg	Q10-Gehalt in mg/10 g (1 EL)
Sojaöl (ital. Daten)	221 – 279	2,2 – 2,8
Sojaöl (jap. Daten)	53,8 – 92,3	0,5 – 0,9
Sojaöl, raff. (ital. Daten)	199	2
Maisöl (ital. Daten)	113 – 139	1,1 – 1,4
Maisöl (jap. Daten)	13,0	0,1
Maisöl, raff. (ital. Daten)	106	1,1
Olivenöl (ital. Daten)	109	1,1
Olivenöl (jap. Daten)	4,1	0,04
Olivenöl extra verg. (ital. Daten)	114 – 160	1,1 – 1,6
Rapsöl	63,5 – 73,4	0,6 – 0,7
Erdnussöl	77	0,8
Sesamöl	32	0,3

Quelle: Pravst et al.2010

Wie nehme ich Coenzym Q10 auf?

Verschiedene Studien sind zu unterschiedlichen Ergebnissen gekom-
men. Interessant ist, dass die Schätzungen über die tatsächlich aufge-
nommenen Mengen von Coenzym Q10 über die Jahre hinweg geringer
wurden. So gibt es Daten aus den Jahren 1986 und 1993, wo von 4 bis
21 mg bzw. 2 bis 20 mg pro Tag ausgegangen wird. In einer neueren
Untersuchung aus dem Jahr 2001 sind es nur noch 3 bis 5 mg.

Menge	Lebensmittel (Q10 in mg/100 g)*	Q10-Gehalt
100 g	**Schweineherz (roh Ø 20 mg)** gebraten	**15 mg**
200 g	Regenbogenforelle (roh Ø 2,0 mg) gebraten	1,5 mg
50 g	Reis, ungekocht	0 mg
100 g	Sojabohnen (gekocht)	1,2 mg
100 g	Walnüsse	1,9 mg
50 g	**Sojaöl (ca. 5 EL) Ø 17 g**	**8,5 mg**
200 g	Gemüse (roh Ø 0,25 mg)	0,5 mg
200 g	Obst (roh Ø 0,3 mg)	0,6 mg
1.000 g	ca. 1 Liter Milch (3,5 % Fett!)	1,3 mg
	Total	**30,5 mg**

Es fällt auf, dass die empfohlenen 30 mg, die wir über die Ernährung aufnehmen sollten, in dem Beispiel der Tagesmengen-Zusammenstellung nur deshalb erreicht werden konnte, weil 100 Gramm Schweineherz und 5 Esslöffel Sojaöl enthalten sind.

Quelle: Pravst et al. 2010

Zusammenstellung von Tagesverzehrsmengen, um auf insgesamt ca. 30 mg Coenzym Q10 zu kommen. Verluste durch Hitzeeinwirkung sind berücksichtigt.

Lebensmittelmenge, die 30 mg Coenzym Q10 enthält

Menge	Lebensmittel
176 g	Sojaöl
200 g	Schweineherz (gebraten*)
250 g	Rentierfleisch (gebraten*)
313 g	Hühnerleber (gebraten*)
313 g	Olivenöl
462 g	Rapsöl
1.110 g	Erdnüsse
1.200 g	Makrele (weißes und rotes Fleisch, gebraten*)
1.579 g	Walnüsse
2.500 g	Sojabohnen, (gekocht)

*) 23 Prozent durchschnittliche Verluste durch Hitzeeinwirkung berücksichtigt; bei Vorliegen von mehr
als einem Wert wurde der Durchschnittswert berechnet; der zusätzlich ermittelte Medianwert war
damit vergleichbar und ist deshalb nicht angegeben.

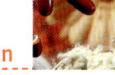

Q10-Verluste durch Nahrungszubereitung

Durch Braten gehen 14 bis 32 Prozent an Coenzym Q10 verloren, während durch Kochen weniger Einbußen entstehen[136]. Auch vorgefertigte Nahrungsmittel wie Konserven, abgepacktes Fleisch, Obst oder Gemüse sind arm an Coenzym Q10. Folgende Faktoren verringern die Coenzym–Q10–Konzentration in Lebensmitteln um 15 bis 45 Prozent:

- Konservierungsverfahren (z. B. künstliche Frühreifung mit Gas)
- zu lange Lagerung
- industrielle Verarbeitungsmethoden (z. B. Konserven, abgepackte Wurst– und Fleischwaren)
- falsche Behandlung bei der Verarbeitung zu Hause (z. B. zu langes Kochen oder Braten)

Ein weiterer Einfluss kommt durch die Vegetationsperiode zustande, das heißt, welche Wetterbedingungen beim Wachstum der Pflanzen eingewirkt haben sowie das Anbaugebiet und damit der Nährstoffgehalt des Ackerbodens. Dies kommt vor allem bei den ölhaltigen Pflanzen zum Tragen. Insofern ist es wirklich sehr schwierig, sich selbst seine Lebensmittel so zusammenzustellen, dass die empfohlene tägliche Zufuhr von etwa 30 mg erreicht wird. Es muss dabei nicht krampfhaft versucht werden, exakt zu kalkulieren, da dies an der Realität dessen, was machbar ist, vorbeigeht. Jedoch ist bei kritischer Betrachtung der Mengen, die verzehrt werden müssen, deutlich zu erkennen, dass dies mit einer nicht unerheblichen Belastung an Kalorien verbunden ist. Das dürfte in den meisten Fällen auch der ausschlaggebende Punkt dafür sein, dass eine Zufuhr über ein entsprechendes Coenzym–Q10–haltiges Nahrungsergänzungsmittel sinnvoller ist als eine Überernährung durch Kalorien mit dem vordergründigen Ziel einer vermehrten Q10–Aufnahme.

Die Biosynthese von Coenzym Q10

Alle lebenden Zellen können Coenzym Q10 auch unabhängig von der Nahrungszufuhr aus den Aminosäuren (= Eiweißbausteine) Phenylalanin, Tyrosin und Methionin herstellen. Die Aminosäuren bilden die Baustoffe, wobei die Zelle für den Herstellungsprozess aber zusätzlich noch Vitamin C und bestimmte B–Vitamine wie Vitamin B2, B3

Info

Coenzym Q10 wird teilweise durch Hitze zerstört. Es ist wenig hilftreich, viel Fleisch und Fisch zu verzehren, um viel Q10 aufzunehmen, zumal insbesondere ein hoher Fleischkonsum mit gesundheitlichen Risiken verbunden ist. Die ergänzende Zufuhr von Coenzym Q10 durch ein Nahrungsergänzungsmittel kann deshalb sinnvoll sein.

Unser Körper kann Coenzym Q10 aus den Eiweißbausteinen Phenylalanin, Tyrosin und Methionin unter Mitwirkung von B-Vitaminen herstellen. Dabei dürfte Folsäure (Vitamin B9) zum limitierenden Faktor bei Personen mit geringem Gemüseverzehr werden, da sich dieses Vitamin insbesondere dort findet. Obst hat einen geringen Folsäuregehalt. Zudem sollte die Zubereitung stets schonend erfolgen, da Folsäure hitze- und lichtempfindlich ist.

(Niacin), B5 (Panthothensäure), B6, B9 (Folsäure) und B12 als soge-nannte Katalysatoren benötigt. Pflanzen verwenden Ubiquinone mit einer neunteiligen Seitenkette, um aus dem Sonnenlicht direkt Energie für ihre Stoffwechselvorgänge zu produzieren. Dies ist der bekannte Prozess der Fotosynthese.

Q10-Eigenproduktion im Körper

Von der Bezeichnung »Coenzym Q10« lässt sich auf seine Funktion in-nerhalb des menschlichen Stoffwechsels schließen. »Co-« bedeutet in diesem Fall, dass dieses Enzym immer mit anderen Enzymen zusam-menarbeitet. Letzten Endes heißt dies, dass eine wirklich optimale Ei-genproduktion ausreichender Q10-Mengen nur dann ablaufen kann, wenn die lebensnotwendigen Aminosäuren Methionin und Phenyla-lanin sowie die B-Vitamine in unserer Nahrung enthalten sind. Wer immer nur wenig Gemüse isst, hat hier ein Problem: Denn Gemüse ist der wichtigste Folsäurelieferant.

Kurz gesagt:

- Untersuchungen zeigen, dass Coenzym Q10 im menschlichen Körper vor allem in der reduzierten Form als Ubiquinol (QH) vorkommt.

- Organe, die viel Energie benötigen, haben besonders hohe Konzentrationen an reduziertem Coenzym Q10, dem QH.

- Der tägliche Bedarf kann nicht immer und bei jedem Menschen vom Körper allein gedeckt werden.

- Ein Absinken des Q10-Gehaltes im Blut deutet darauf hin, dass der Bedarf nicht ausreichend aus der Eigensynthese befriedigt werden kann.

- Dies kann zum Beispiel bei Stress oder bei Krankheiten wie Diabetes mellitus oder mit zunehmendem Alter der Fall sein.

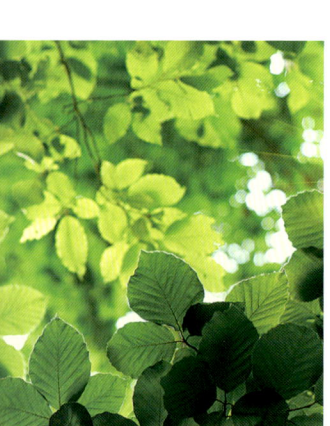

Auch Pflanzen benötigen Ubiquinone.

Wie hoch ist mein Coenzym-Q10-Bedarf?

Der tägliche Bedarf an Coenzym Q10 eines gesunden jungen Men–schen wird normalerweise durch die Nahrung und insbesondere durch die körpereigene Synthese ausreichend gedeckt. Wissenschaftler gehen davon aus, dass der Körperbestand etwa 2.000 mg beträgt. Davon müssen täglich 500 mg durch die körpereigene Bildung und über die Ernährung ersetzt werden[72]. Die sogenannte Turnover–Rate beträgt somit 4 Tage, das heißt, der Gesamtbestand an Coenzym Q10 im Körper wird etwa alle 4 Tage umgeschlagen[38].

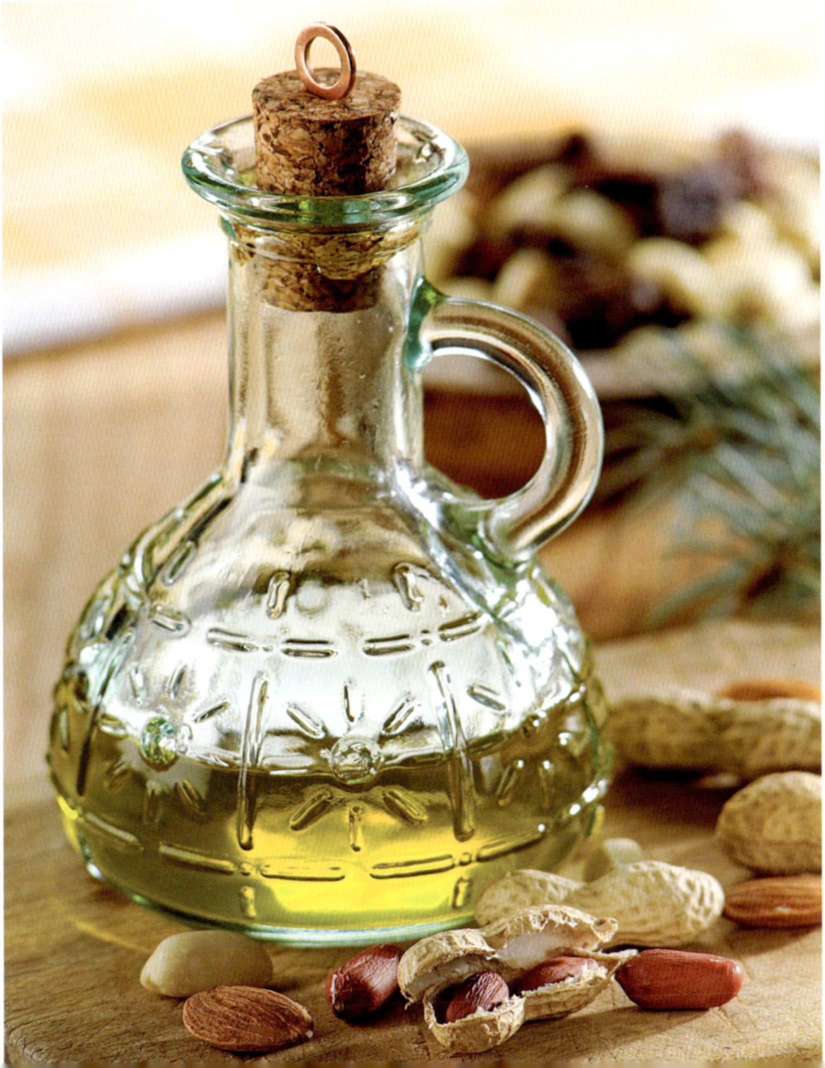

Täglich muss unser Körper dafür Sorge tragen, dass ihm etwa 500 mg Coenzym Q10 neu zur Verfügung stehen, sei es durch Eigensynthese oder durch Aufnahme über Nahrungsmittel. Letzteres ist in diesen hohen Mengen nicht möglich oder gesund (Öl, Nüsse, rotes Fleisch), sodass er im Wesentlichen auf die Funktionsfähigkeit der Eigenproduktion angewiesen ist. Diese ist nicht nur abhängig vom Alter, sondern auch abhängig davon, dass neben Eiweiß-bausteinen auch Vitamin C und be-stimmte B-Vitamine, allen voran die Fol-säure, in der Ernährung ausreichend enthalten sind. Wenn das nicht der Fall ist, ist eine Ergänzung der Nahrung mit einem Q10-haltigen Vitalstoffprodukt empfehlenswert.

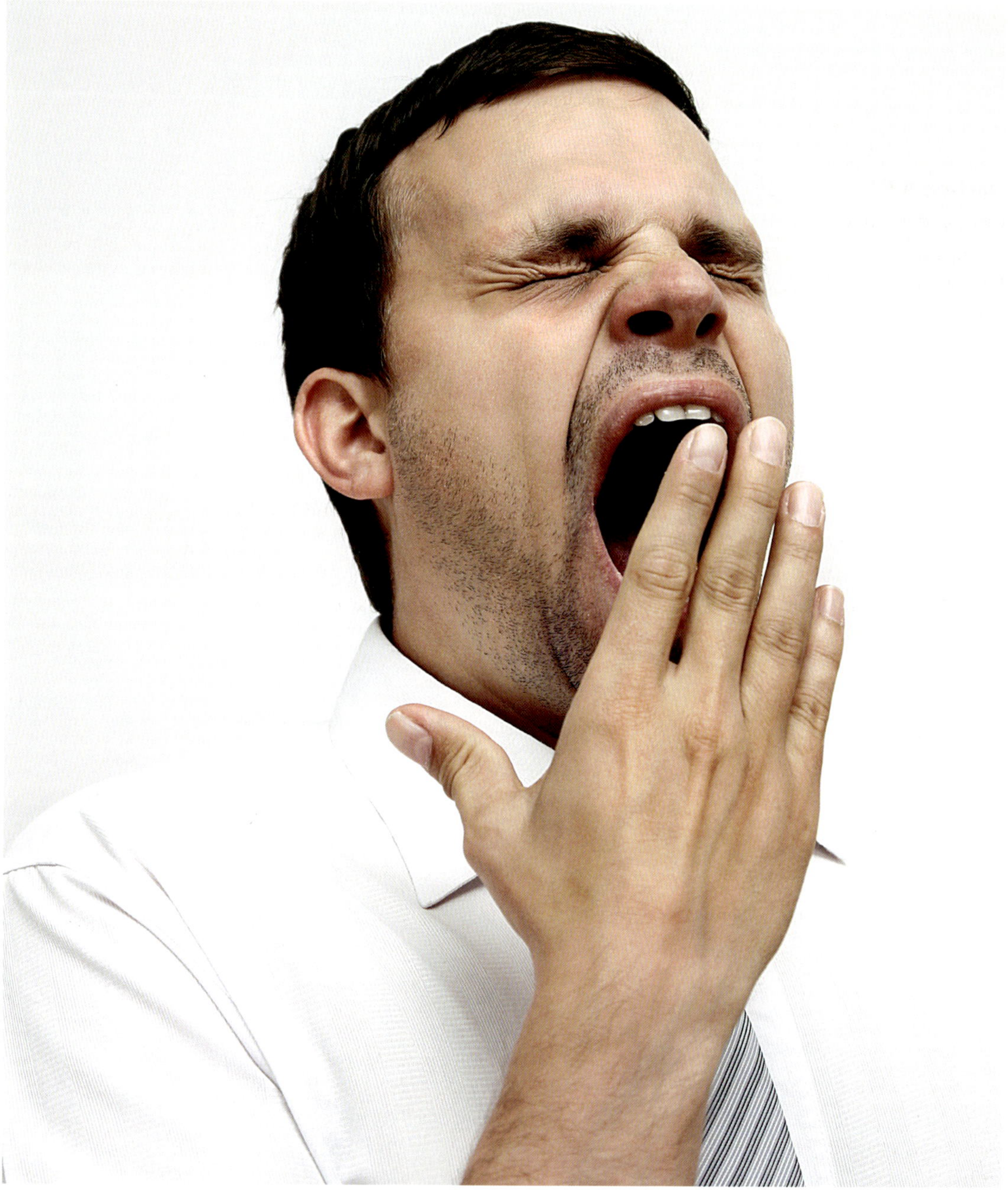

Diagnostisches Mittel: der Q10-Gehalt

So erkennen Sie eine Unterversorgung

Nachdem Coenzym Q10 von unserem Körper selbst hergestellt werden kann, ist es schwierig, eindeutige Symptome zu bestimmen, die wirklich nur mit einer Unterversorgung an Coenzym Q10 zu tun haben. Umgekehrt gibt es viele Störungen und Krankheitsbilder, die mit erniedrigten Coenzym-Q10-Spiegeln einhergehen. Ob diese niedrigen Spiegel aber ursächlich mit den Beschwerden oder Krankheiten zusammenhängen, lässt sich derzeit noch nicht beantworten. Aufgrund der besonderen Fähigkeiten und Eigenschaften von Coenzym Q10 kann jedoch durchaus ein Zusammenhang abgeleitet werden, da Krankheiten in der Regel mit einem erhöhten Energiebedarf einhergehen. Wenn dieser nicht ausreichend gedeckt werden kann, kann der Körper auch nicht die notwendigen Kräfte aufbringen, um die Regenerations- und Heilungsprozesse optimal ablaufen zu lassen. Insofern sind Coenzym-Q10-Unterversorgungen immer im Zusammenhang mit seinen wichtigsten Funktionen zu sehen:

Aufrechterhaltung und Förderung der zelleigenen Energieerzeugung

Eine Unterversorgung kann zu verminderter körperlicher und geistiger Leistungsfähigkeit, ständiger Müdigkeit und zu Erkrankungen des Herz-Kreislauf-Systems führen.

Schutz gegen Oxidationsprozesse durch freie Radikale und Förderung der gesamten Immunabwehr

Bei einem Coenzym-Q10-Mangel heilen Wunden schlechter, und die Anfälligkeit für Infektionskrankheiten und Allergien kann erhöht sein.

Stabilisierung der Zellwände

Ein Coenzym-Q10-Defizit kann zu Nervenstörungen und zu einer verminderten Wirksamkeit von Medikamenten führen. Eine Coenzym-Q10-Unterversorgung beginnt dann, wenn das Defizit mehr als 25 Prozent beträgt; ab einem Defizit von 75 Prozent sind wir nicht mehr lebensfähig.

Ab wann spricht man von einer Unterversorgung?

TEST: Leiden Sie eventuell unter einer Coenzym-Q10-Unterversorgung?

Eine gesunde Ernährungs- und Lebensweise einzuhalten, ist gerade für berufstätige und unter Stress stehende Menschen kaum noch möglich – ihnen fehlt die Zeit und die Muße, ihre Mahlzeiten täglich frisch zuzubereiten. Ein Ungleichgewicht an Vitalstoffen in der Ernährung kann – unter therapeutischer Kontrolle – über den hoch dosierten Verzehr von gezielten Einzelstoffen wieder ausgeglichen werden.

- ☐ Sind Sie über 40 Jahre alt?

- ☐ Sind Sie Raucher?

- ☐ Treiben Sie Hochleistungssport?

- ☐ Führen Sie ein Leben voller Stress?

- ☐ Essen Sie nur wenig frische Nahrungsmittel und viele vorgefertigte Gerichte, z. B. Konserven?

- ☐ Haben Sie starkes Übergewicht?

- ☐ Machen Sie seit Jahren immer wieder Schlankheitsdiäten?

- ☐ Haben Sie schwere Krankheiten bzw. Unfälle durchstanden?

- ☐ Leiden Sie unter Bluthochdruck?

- ☐ Leiden Sie unter Herzschwäche oder hatten Sie einen Herzinfarkt?

- ☐ Nehmen Sie Statine zur Senkung Ihres Cholesterinspiegels ein?

Antworten Sie auf eine oder gleich mehrere Fragen mit Ja, müssen Sie davon ausgehen, dass Ihre Coenzym-Q10-Speicher reduziert sind. Sie sollten dringend etwas dagegen tun!

Wenn Sie alle Fragen mit Nein beantworten und trotzdem unsicher sind, ob Sie nicht doch einen niedrigen Coenzym-Q10-Spiegel im Blut haben, dann lassen Sie ihn einfach von Ihrem Arzt prüfen.

Wann und wodurch kann eine Unterversorgung auftreten?

Eine Unterversorgung kann vier Gründe haben. Der häufigste ist der alternde Organismus, dessen Stoffwechsel schwächer wird und deshalb nicht mehr ausreichend Coenzym Q10 produzieren kann. Ein erstes Absinken der Spiegel im Blut kann etwa ab dem 40. Lebensjahr bei Männern und Frauen gleichermaßen beobachtet werden. Ein weiterer Grund können Erkrankungen sein, die mit einem erhöhten Anfall an freien Radikalen einhergehen und so den Bedarf an Coenzym Q10 so weit steigen lassen, dass ihn der Körper nicht mehr ausgleichen kann. Oft ist dies bei Zuckerkrankheit (Diabetes mellitus) oder Herz–Kreislauf–Erkrankungen mit hohen Cholesterinwerten der Fall[84]. Der dritte mögliche Grund ist eine Ernährung, die arm an Mikronährstoffen ist, wie beispielsweise Folsäure, welche der Körper zur Eigensynthese von Coenzym Q10 braucht. Selbst eine fleischreiche Ernährung mit reichlich Gemüse kann keinen Ausgleich schaffen, wenn hauptsächlich tierische Fette, die vor allem in Wurst und im Käse enthalten sind, verzehrt werden. Die Ernährung spielt etwa ab dem 40. Lebensjahr eine sehr wichtige Rolle, da die Eigensynthese an Coenzym Q10 nachlässt. Schließlich kommt noch als Ursache die Einnahme von bestimmten Medikamenten in Betracht, die zur Senkung von Cholesterin im Blut vom Arzt verordnet werden. Es sind die sogenannten Statine, welche nicht nur die Synthese von Cholesterin blockieren, sondern aufgrund des Wirkmechanismus auch unvermeidbar die Q10–Eigensynthese. Die Unterversorgung tritt umso deutlicher in Erscheinung, je mehr dieser Gründe zusammen auftreten.

Eine Unterversorgung an Coenzym Q10 kann verschiedene Gründe haben. Kritisch ist vor allem, wenn ab der zweiten Lebenshälfte, etwa ab 40 Jahren, typische Zivilisationskrankheiten wie Diabetes hinzukommen oder erhöhte Cholesterinwerte mit Arzneimitteln behandelt werden, welche als Nebenwirkung den Coenzym-Q10-Spiegel senken.

Eine Unterversorgung an Coenzym Q10 kann viele Gründe haben:

- ein altersbedingtes Nachlassen der körpereigenen Produktion um das 40. Lebensjahr herum

- eine Erkrankung, die mit einem gesteigerten Anfall an Radikalen einhergeht

- eine Ernährung, die arm an Mikronährstoffen ist, welche zur Bildung von Coenzym Q10 gebraucht werden

- die Einnahme von Statinen zur Cholesterinsenkung im Blut

Was unser Blut verrät:
Welche QH/Q10-Plasmaspiegel sind auffällig?

Die Menge an Coenzym Q10 im Blutplasma ist mit insgesamt 5 bis 7,5 mg im Verhältnis zur Gesamtmenge des Q10 im Körper (2.000 mg) relativ gering. Vermutlich kann der Körper einen Abfall des Blut–Q10–Spiegels aus seinem Coenzym–Q10–Pool in den Geweben innerhalb gewisser Grenzen ausgleichen. Aus dem Q10–Spiegel im Blut direkt auf den Q10–Gesamtbestand im Körper zu schließen, ist daher ein wenig schwierig.

Bei Menschen, deren Q10–Werte im Blut jedoch schon chronisch erniedrigt sind, deutet dies auf niedrige Q10–Speicher in den Geweben hin. In den letzten Jahren hat sich zunehmend ein Zusammenhang zwischen bestimmten Erkrankungen und erniedrigten Q10–Werten im Plasma herauskristallisiert, so z. B. bei Herzschwäche. Die Kraft des Herzens hängt stark von seiner Energieproduktion und damit auch von seinem Gehalt an verfügbarem QH /Q10 ab.

Konzentrationen an Coenzym Q10 im Blutplasma	(in mg / l)
Kritischer Wert, der eine Unterversorgung bzw. einen QH/Q10-Mangel anzeigt	0,1 – 0,6
Erniedrigt	> 0,6 – 0,85
Normbereich	über 0,85
Günstig bei Gesunden (präventiv)	über 1,2
Als diätetische Maßnahme bei Patienten mit Diabetes, Herzerkrankungen, Parkinson usw. anzustreben	über 3,5

• Damit Coenzym Q10 bei bereits eingetretenen Gesundheitsstörungen einen Effekt zeigen kann, muss der Q10–Plasmaspiegel über einen längeren Zeitraum stark erhöht werden. Je höher und je länger er erhöht ist, umso besser. Der anzustrebende Plasmaspiegel wurde dabei von Experten in den letzten Jahrzehnten stets nach oben korrigiert. In den 80er Jahren ging man davon aus, dass ein Wert von unter 1,5 mg pro Liter ausreichend sei. Dieser Wert wurde dann in den 90er Jahren auf 2,5 mg pro Liter gehoben. Heute geht man davon aus, dass der Q10–Plasmaspiegel bei 3,5 mg pro Liter liegen sollte, um positive Effekte auf den Stoffwechsel oder die Gesundheit zu erreichen (Vortrag Prof. Langsjoen, Brüssel Q10–Konferenz, Mai 2010). Mit den heutigen Coenzym–Q10–Produkten können Werte von 3,5 mg/l erreicht werden, durch QH kann man QH/Q10–Plasmaspiegel von 7 mg/l erlangen.

• Diese Werte sind als Orientierung zu sehen und sollten nicht als Richtwert dafür genommen werden, ob Coenzym Q10 ergänzt werden muss. Vielmehr sind diese Werte immer in Verbindung mit dem klinischen Bild zu bewerten, das heißt, wenn jemand einen Wert von 0,5 mg pro Liter im Plasma hat und sich dennoch wohl und leistungsfähig fühlt, dann liegt kein Grund für eine Supplementierung vor. Wenn aber seine Beschwerden im Wesentlichen von Energielosigkeit geprägt sind, dann sollte auf jeden Fall ein Versuch mit 30 bis 100 mg Coenzym Q10 gestartet werden. Je höher man anfängt, umso schneller kann ein Effekt erwartet werden. Wenn nach zwei Wochen keine Besserung spürbar ist, kann auf 30 bis 100 mg QH umgestiegen werden. Dieses Vorgehen wird oft aus Kostengründen gewählt; es spricht aber nichts dagegen, sofort mit QH zu supplementieren.

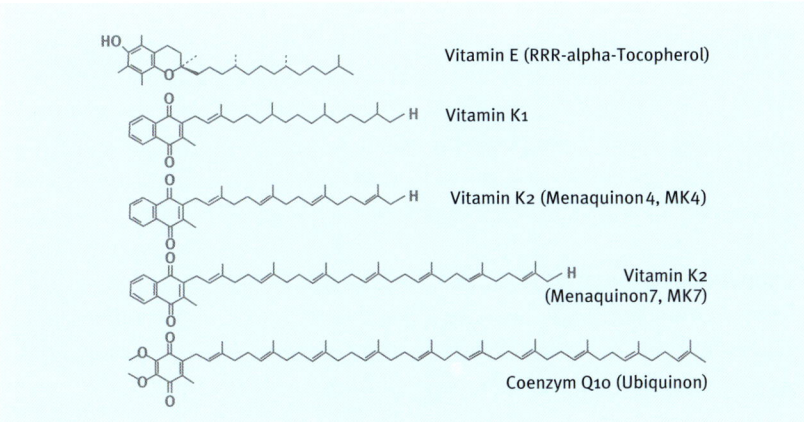

Info

Die körpereigene Q10-Produktion lässt etwa mit 40 Jahren nach. Inzwischen gibt es Untersuchungen, welche die dadurch entstehende Unterversorgung u. a. als eine wichtige Ursache für Alterungsprozesse sehen. Außerdem nimmt der Coenzym-Q10-Gehalt des Blutes bei hohen psychischen und körperlichen Belastungen messbar ab und ist bei schweren Zivilisationskrankheiten fast immer erniedrigt, wie z. B. bei Herzproblemen, Zuckerkrankheit (Diabetes mellitus), Krebserkrankungen und bei krankhafter Fettsucht. Coenzym Q10 hat lipophile (fettaffine) Seitenketten und es ist strukturell mit Vitamin K und Vitamin E verwandt. Früher wurde Coenzym Q10 auch Vitamin Q oder das Herzvitamin genannt.

Aufgrund der chemischen Struktur von Coenzym Q10 ergeben sich einige physikalische Eigenschaften. So ist zum Beispiel das Coenzym Q10 auf dieser langen und fettliebenden Seitenkette nicht wasserlöslich. Dies gilt für beide Formen, Q10 und QH. Daraus ergibt sich auch das Problem der Aufnahme in den Körper, denn fettlösliche Stoffe müssen erst einmal in Wasser »gelöst« bzw. emulgiert, d.h. feinst verteilt werden, damit unser Körper sie überhaupt aufnehmen kann.

Unterschiede in der Aufnahme von Q10 und QH

Die Bioverfügbarkeit bzw. Aufnahme des Coenzym Q10 in den Körper kann sehr unterschiedlich sein und hängt von vielen Einflussfaktoren ab, die da sind:

Q10-Form: (Q10 oder QH)

QH kann generell besser vom Körper aufgenommen werden und ist besser bioverfügbar als Q10 (siehe Grafik rechte Seite Ikematzu-Hosoe[60,61],Kaneka).

Menge an Q10/QH

Generell gilt bei Coenzym Q10: Je höher die Dosis an Q10 ist, desto mehr Q10 nimmt der Körper auf. Dies gilt für Mengen von 30 bis 300 mg Coenzym Q10. Um Menschen mit Parkinson zu helfen, wurden schon Mengen von 2.400 bis 3.000 mg Coenzym Q10 gegeben und man konnte damit maximal Q10–Plasmaspiegel von 6 bis 8 mg pro Liter erreichen. Als Alternative zu diesen hohen Q10–Mengen bietet sich heute die Möglichkeit an, auf QH zurückzugreifen. Mit einer Dosierung von 300 bis 450 mg QH kann man einen Plasmaspiegel erreichen, wie es sonst nur mit 2.400 bis 3.000 mg Q10 möglich wäre. In Nahrungsergänzungsmitteln sind Mengen von 50 bis 150 mg QH üblich. Bereits 90 mg QH entsprechen etwa 300 mg Q10.

Q10/QH-Zubereitung (Pulver, Öle, Gelpellets, Gelpells)

Es gibt inzwischen viele verschiedene Zubereitungen (Formulierungen) von Coenzym Q10, wobei sich in Studien gezeigt hat, dass sich die Bioverfügbarkeit stark unterscheiden kann:

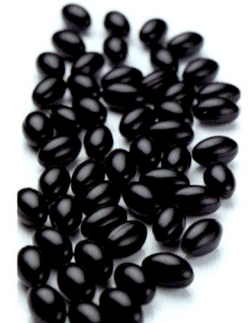

Ubiquinol in Kapseln

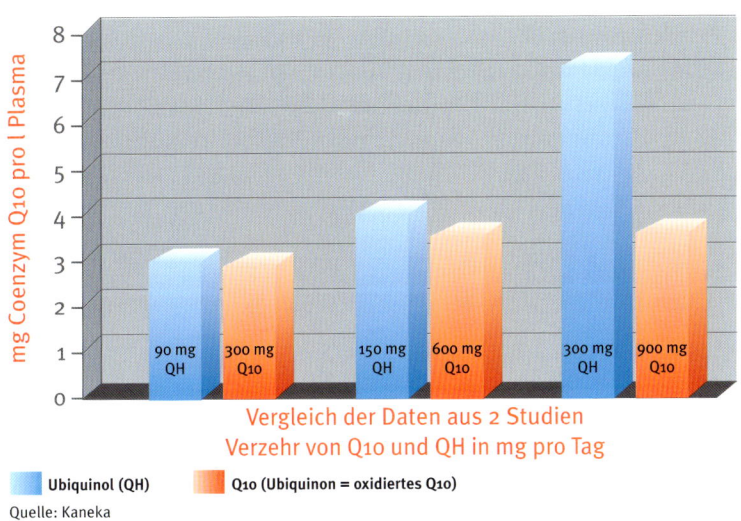

Vergleich der Daten aus 2 Studien
Verzehr von Q10 und QH in mg pro Tag

■ Ubiquinol (QH)   ■ Q10 (Ubiquinon = oxidiertes Q10)

Quelle: Kaneka

Gelpells sind besser als Öle –
Öle sind besser als Q10-Pulver

Zeitpunkt und Art des Verzehrs: vor, während oder nach dem Essen

Es empfiehlt sich auch weiterhin ein Verzehr vor bzw. während der Mahlzeiten, da eine öl- bzw. fetthaltige Nahrung die Aufnahme des Coenzym Q10 fördert. Etwas Öl im Salat reicht auch.

Eine neue Verzehrform sind Gelpells, die QH oder Q10 enthalten. Sie steigern die Aufnahme um 30 bis 40 Prozent gegenüber Q10-Pulver.

Kurz gesagt:

- QH ist generell besser vom Körper aufzunehmen als Q10.
- Mit 300 bis 450 mg QH wird der gleiche Plasmaspiegel wie mit 2.400 bis 3.000 mg Q10 erreicht.
- Verzehrmengen für diese Nahrungsergänzungsmittel liegen bei 90 bis 150 mg QH und entsprechen Mengen von 300 bis 600 mg Q10.
- Q10 und QH sollten mit etwas Öl bzw. Fett zusammen vor den oder während der Mahlzeiten verzehrt werden.
- Gelpell-Produkte werden besser aufgenommen.

QH (Ubiquinol) die neue Q10-Generation

Lange Zeit gelang es den Forschern nicht, Coenzym Q10 so in die aktive Form – das QH – umzuwandeln, dass es stabil blieb. Deshalb stand nur Coenzym Q10 als Nahrungsergänzungsmittel zur Verfügung, das dann der Körper selbst in das QH umwandeln musste. Mangels einer alternativen Lösung wurden so über viele Jahre die Studien mit Coenzym Q10 durchgeführt. Damit gelang es auch, positive Wirkungen beim Menschen zu erzielen. Als jedoch das QH entwickelt worden war, zeigte sich, dass der Körper es viel leichter aufnehmen konnte und mit einer geringeren Menge an QH gleich hohe Plasmaspiegel erreicht werden konnten.

QH – wann sollte es eingesetzt werden?

Fette und Öle in der Nahrung unterstützen die Aufnahme von Q10 sowie QH in den Körper und erhöhen damit die Bioverfügbarkeit von Q10 und QH. Flüssige, ölige Produkte wie Softgel-Kapseln, in denen Q10 und QH gelöst oder emulgiert sind, können vom Körper besser aufgenommen werden als reine Pulverformen.

Viele Symptome, die mit nachlassender Energie einhergehen, konnten mit dem Nahrungsergänzungsmittel Coenzym Q10 in Mengen von 30 bis 100 mg pro Tag zur Zufriedenheit der Betroffenen verbessert werden. Dazu gehören Menschen, die unter psychischem Stress stehen oder hohe körperliche Belastungen haben, sei es durch den Beruf oder weil sie Leistungssport betreiben. Auch Patienten, die Statine zur Cholesterinsenkung einnehmen müssen oder an Diabetes mellitus oder einer Herz-Kreislauf-Erkrankung leiden, können gleichermaßen davon profitieren. In einer klinischen Studie bekamen diese Personen täglich über 10 Tage 100 mg Coenzym Q10.

Von der aktiven Form – dem QH – konnten noch mehr Erfolge verzeichnet werden. Im Rahmen einer klinischen Studie sollten Testpersonen ein 100-mg-Q10-Supplement durch 100 mg QH eintauschen. Drei Viertel der freiwilligen Studienteilnehmer konnten durch das QH eine schnellere Wirkung spüren. Dies bestätigt, dass QH schneller vom Körper aufgenommen wird als Q10. Hier kann bereits innerhalb von 10 Tagen ein Effekt erwartet werden[65].

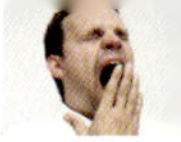

Ubiquinol wird vom Körper leichter aufgenommen

- Coenzym Q10 ist in der aktiven Form als Ubiquinol QH leichter vom Körper aufzunehmen.

- Vergleichbare Plasmawerte lassen sich mit etwa einem Drittel der Menge an QH erreichen, z. B. nur 50 mg QH statt 150 mg Coenzym Q10.

- Wer schon erfolglos Coenzym Q10 gegen seine Symptome probiert hat, sollte QH versuchen. Die Chance ist sehr hoch, sich jetzt besser zu fühlen.

Wer schon einmal erfolglos einen Versuch mit Coenzym Q10 durchgeführt hat, kann durchaus erneut einen Versuch mit Q10 unternehmen, dieses Mal mit QH, da es besser vom Körper aufgenommen werden kann. In drei von vier Fällen von Nichtansprechen auf Coenzym Q10 kann mit QH eine bessere Lebensqualität erreicht werden.

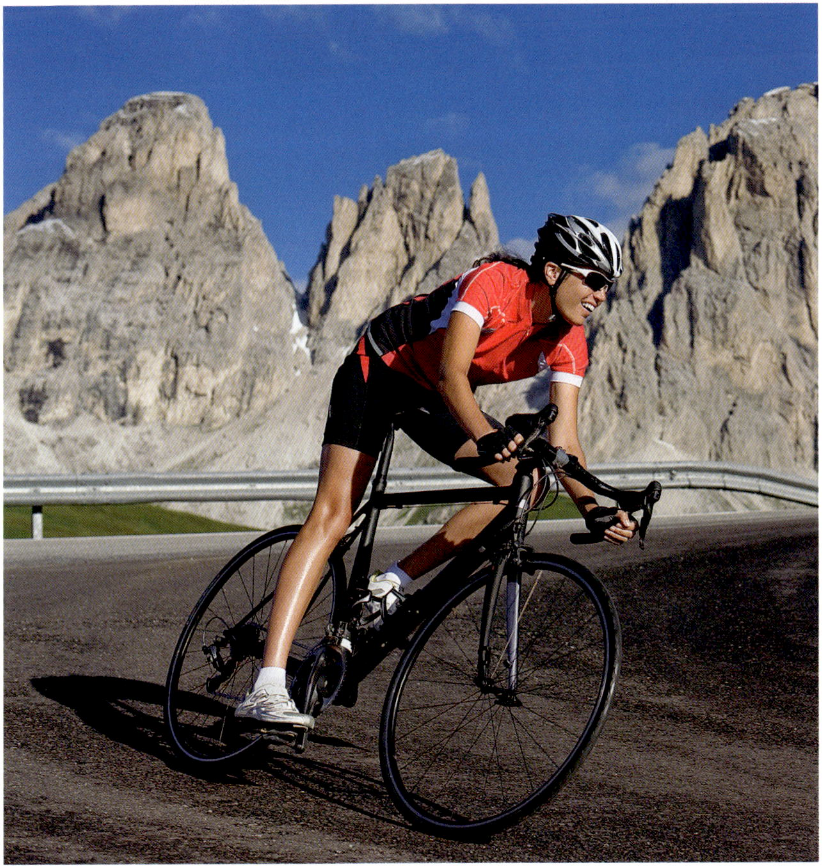

Leistungssportler sollten ihre Q10-Spiegel messen lassen.

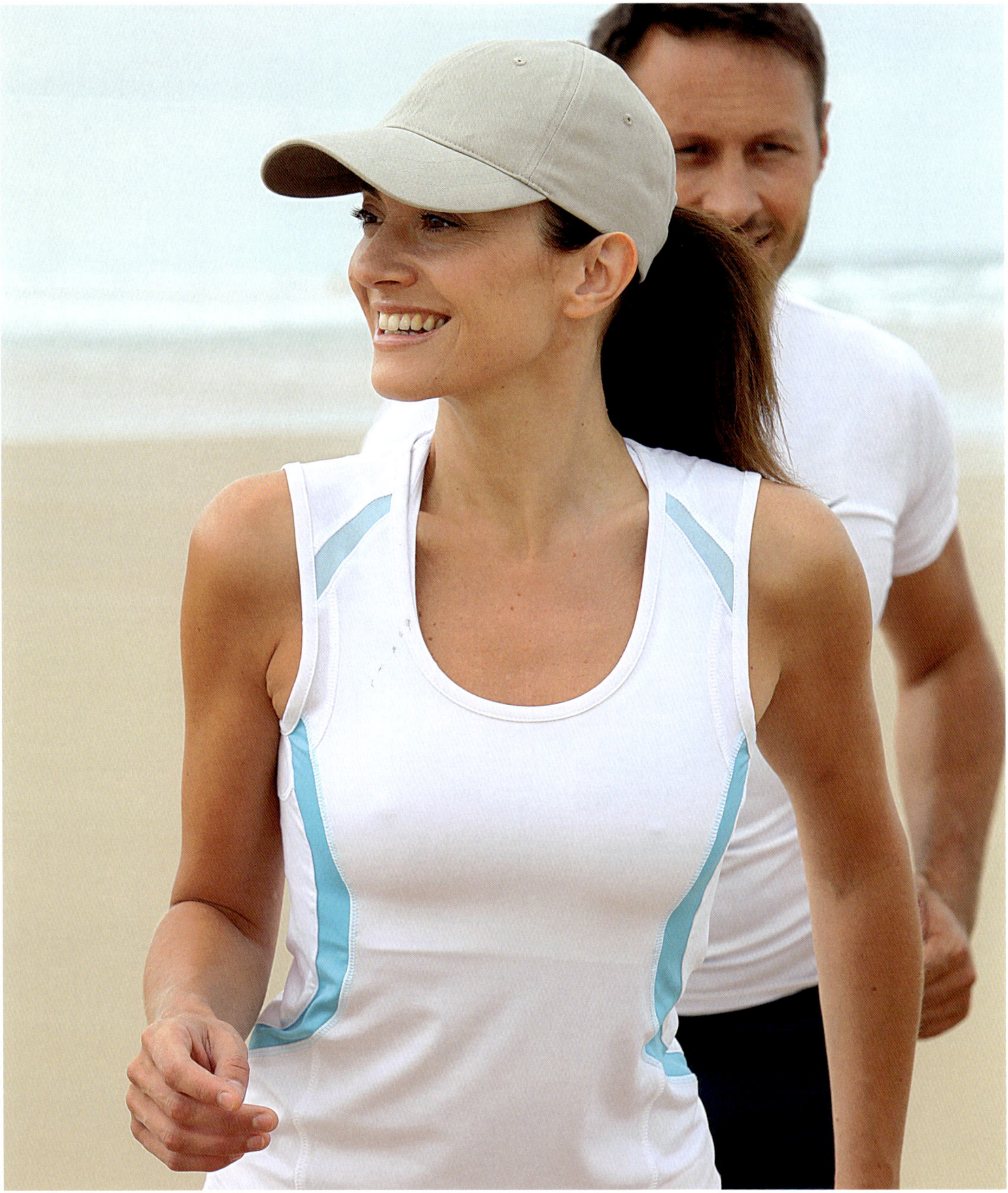

Was Coenzym Q10 und QH
für mich tun können

Die drei wichtigsten Funktionen von Coenzym Q10 in unserem Körper

Im Wesentlichen erfüllt Coenzym Q10 drei Funktionen in unserem Körper: Es ist direkt an der Energiegewinnung in den Zellen beteiligt, es schützt die Zellen und das LDL–Cholesterin vor den gefährlichen freien Radikalen, und es macht die Zellwände weich, eine wichtige Voraussetzung für einen optimalen Stoffwechsel.

Energiegewinnung:

In nahezu jeder menschlichen Zelle wird die Energie aus der Nahrung in körpereigene Energie umgewandelt und gespeichert. Coenzym Q10 ist dabei das wichtigste Co–Enzym, damit dieser Prozess der Energiegewinnung ablaufen kann.

Coenzym Q10 hilft dem Körper als wichtiges Co-Enzym bei der Energiegewinnung aus der Nahrung.

Radikalfänger:

Zellmembranschutz, Regeneration, antientzündliche Wirkung

Zellmembranschutz: Es werden die Zellmembranen, die jede Zelle umgeben, vor Radikalen geschützt; insbesondere auch die Zellmembranen in den Mitochondrien. Gleichermaßen wird das Cholesterin vor dem »Ranzigwerden« geschützt, deshalb findet sich Coenzym Q10 auch in den Cholesterinpartikeln, die im Blut schwimmen. Coenzym Q10 kann uns, zusammen mit anderen Antioxidantien, davor schützen, dass Cholesterin in die gefährliche Form umgewandelt wird[84]. Dieses »ranzige« Cholesterin, insbesondere das peroxidierte LDL–Cholesterin, steigert das Risiko für Gefäßverkalkung.

Regeneration: Die antioxidativ besonders aktive Form von Coenzym Q10, das QH, arbeitet Hand in Hand mit anderen Antioxidantien und unterstützt sie dabei, verbrauchtes Vitamin E und Vitamin C wieder zu regenerieren[3].

Antientzündliche Wirkungen: Neueste Studien zeigen auch, dass Q10/QH Entzündungsvorgänge, wie z. B. die Produktion von Tumor–Nekrose-Faktor–alpha (TNF–alpha), ein Hinweis auf entzündliche Vorgänge im Körper, hemmen kann[144].

Coenzym Q10 gehört zu den wenigen Stoffen, die insbesondere im Gewebe aktiv sein können – dort, wo viele andere Antioxidantien gar nicht hinkommen.

Elastizität für die Zellmembranen:

Coenzym Q10 wird als wichtiger Baustein neben den Fetten in die Zellmembranen eingebaut, wo es dafür sorgt, dass diese beweglich und funktionsfähig sind, z. B. indem sie sich nach Bedarf öffnen und schließen. Nur so können die Membranen ihrer Funktion zur Kontrolle des Stoffaustausches nachkommen: der Einschleusung von Nährstoffen in die Zelle und dem Ausschleusen von Abfallstoffen aus der Zelle.

Die Rolle von Q10 und QH bei der Energieproduktion

Vor unendlich vielen Jahren, präziser gesagt vor ca. 1,6 Milliarden Jahren, wurden beinahe alle damals existierenden Lebensformen ausgelöscht.

Das zweischneidige Schwert Sauerstoff

Die Erdatmosphäre kippte und hatte plötzlich einen reichen Sauerstoffgehalt. Deshalb starben die meisten Lebewesen, deren Stoffwechsel anaerob, also ohne Sauerstoff, funktionierte. Es entwickelten sich völlig neue Lebensformen, deren Stoffwechsel von Sauerstoff sogar abhing. Ihre Nachkommen bevölkern noch heute die Erde, wie auch wir Menschen. Sauerstoff, dieses Gas, das wir einerseits als Lebenselixier brauchen, ist andererseits auch höchst gefährlich. Auf einen einfachen Nenner gebracht: Sauerstoff kann töten. Vermischt mit Wasserstoff explodiert das Ganze in der sogenannten Knallgasreaktion.

Effiziente Energieerzeugung

Eine solche Vermischung findet auch in unseren Zellen statt. Aber hier gehört es zur Hauptfunktion von Coenzym Q10, gemeinsam mit anderen Enzymen, diese Begegnung von Sauerstoff und Wasserstoff, bei der Wasser und Kohlendioxid entstehen, so abzupuffern bzw. abzuschwächen, dass es eben nicht zu einer Explosion kommt. Stattdessen werden die bei dieser Reaktion in unserem Körper frei werdenden Kräfte so gebündelt und umgewandelt, dass sie der Zelle später als Energie bei Bedarf zur Verfügung stehen. Durch diese gedrosselten, stufenartig ablaufenden biologischen Vorgänge zur Energieerzeugung in den Mitochondrien gelingt es der Natur, die Energie des Feuers, die bei der »Verbrennung« von Zucker und Fetten freigesetzt wird, zu nutzen, ohne dass es zu kleinen Explosionen kommt. Eine grandiose Idee der Natur, die tierisches und menschliches Leben unter Sauerstoffzufuhr erst möglich macht.

Sauerstoff und freie Radikale

Wir atmen während unseres Lebens etwa 17 Tonnen Sauerstoff ein. Davon wird eine Tonne in sehr reaktionsfreudige Verbindungen umgewandelt, sogenannte Sauerstoffradikale, die sehr gefährlich sind, weil sie überaus verbindungsfreudig sind. Diese Sauerstoffradikale entstehen unvermeidbar im Stoffwechsel, so wie im Großen und übergeordneten Sinn überall Abfälle produziert werden, wo Produktionen ablaufen. Deshalb ist Sauerstoff nicht ausschließlich Lebensspender, sondern als zweischneidiges Schwert in seiner gefährlichen Form als freies Radikal leider auch in die Entstehung sehr vieler Krankheiten involviert. So gesehen leben wir einerseits vom Sauerstoff, andererseits macht er uns unter Umständen auch krank. In seiner aggressiven Form wirkt er dabei auf unseren Körper ähnlich verheerend wie auf Eisen. Dieses Metall rostet unter dem Einfluss von Sauerstoff, und unser Körper altert umso schneller, je mehr er aggressiven Sauerstoffradikalen ausgesetzt ist. Manchmal kann man auch in einschlägigen Artikeln lesen, dass Altern gleichbedeutend ist damit, dass wir innerlich verrosten. Dies geschieht vor allem immer dann, wenn wir uns überanstrengen, also unter Stress geraten und zu wenig darauf vorbereitet sind, z. B. weil die Zusammensetzung unserer Ernährung fehlerhaft und unausgewogen ist.

Sauerstoff ist für den Menschen lebensnotwendig, beinhaltet gleichzeitig aber auch ein Risiko, da er in seiner bedrohlichen Form als freies Radikal an der Entwicklung vieler Krankheiten beteiligt ist.

37

Freie Radikale sind Abkömmlinge von gewöhnlichen Molekülen, denen ein winzig kleines Teilchen, ein Elektron, entrissen wurde. Da es negativ geladen ist, kommt es zu einem energetischen Ungleichgewicht. Radikale entfalten eine überaus zerstörerische Wirkung, weil sie mit aller Gewalt versuchen, ihr energetisches Ungleichgewicht wieder auszugleichen.

Kurz gesagt:

- Sauerstoff ist einerseits für den Zellstoffwechsel lebensnotwendig.

- Aus Sauerstoff entstehen aber auch die für unseren Körper gefährlichen freien Radikale.

- Freie Radikale werden durch Coenzym Q10 entschärft.

Mitochondrien: die kleinen Kraftwerke in unseren Zellen

Mitochondrien sind längliche Gebilde innerhalb der Zellen, deren Größe und Anzahl pro Zelle stark wechseln kann. Sie besitzen eine Doppelmembran, das heißt, sie sind von einer äußeren Membran umgeben, die sich auch im Inneren geschlängelt fortsetzt. Die beschriebenen Prozesse der Energiegewinnung finden an der inneren Wand dieser Doppelmembran statt. Da die Energiegewinnung mit Hilfe von Sauerstoff in hintereinandergeschalteten Stufen kettenartig abläuft, wird der Prozess Atmungskette genannt. Nahezu jede Zelle (außer den roten Blutkörperchen) ist zu dieser Art der Atmung fähig.

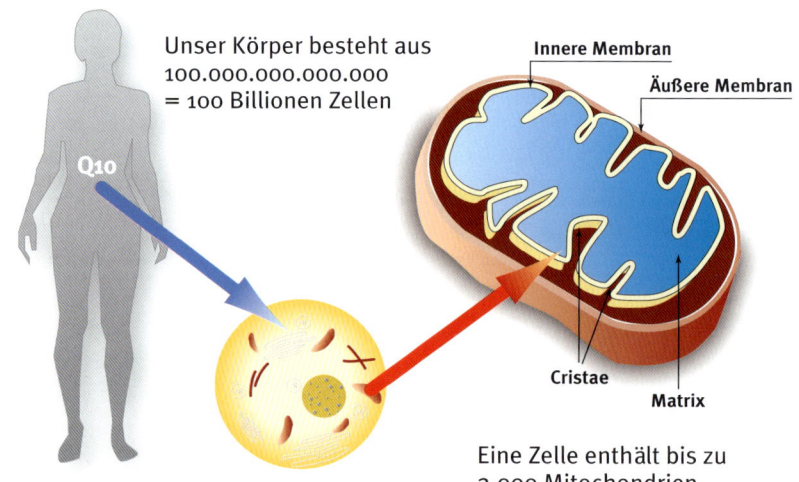

Unser Körper besteht aus 100.000.000.000.000 = 100 Billionen Zellen

Q10

Innere Membran

Äußere Membran

Cristae

Matrix

Eine Zelle enthält bis zu 2.000 Mitochondrien

Die Mitochondrien sind für die Gewinnung von etwa 95 Prozent der notwendigen Energie zuständig. Coenzym Q10 ist dabei der »Zündfunke«.

Q10: der Katalysator für mehrfache Energieumwandlung

Der Begriff Atmungskette bedeutet, dass die mit der Nahrung gelieferten Energiebausteine jeweils in noch einfachere Moleküle (Acetyl–Coenzym–A) zerlegt werden, wobei bereits in diesem ersten Schritt Energie für die Zelle gewonnen wird. Die höchste Energieausbeute läuft jedoch ausgehend vom Acetyl–Coenzym–A innerhalb der Mitochondrien ab. Über ein ausgeklügeltes System von Enzymen und Enzymkomplexen wird hier das Acetyl–Coenzym–A vollständig zu Kohlendioxid und Wasser abgebaut. Das Wasser behalten wir teilweise, zum Teil scheiden wir es aus und das Kohlendioxid atmen wir über die Lunge ab. Die dabei frei werdende Energie wird zur Bildung des batterieartigen Energiespeichers ATP (Adenosintriphosphat) aus ADP (Adenosindiphosphat) verwendet. Einfacher gesagt, handelt es sich dabei um die Übertragung von Phosphatmolekülen, ein Vorgang, der als oxidative Phosphorylierung bezeichnet wird. Indem dieses Phosphatteilchen angehängt wird, gelangt das dabei entstehende Molekül ATP in einen energetisch höheren Zustand. Diese Energie speichert es, bis sie irgendwo gebraucht wird, z. B. um die Herzmuskulatur zu bewegen, d. h. das Herz schlagen zu lassen. Coenzym Q10 ist ganz wesentlich an diesem Vorgang beteiligt, über den 95 Prozent der gesamten Körperenergie (ATP) erzeugt wird. Die Energieausbeute ist enorm hoch: Aus einem Molekül Glukose können 36 Einheiten ATP gewonnen werden. Dort, wo Energie dann später verbraucht wird, entsteht aus ATP unter Abgabe von Energie durch Abspaltung des Phosphatteilchens wiederum ADP, welches in den Mitochondrien erneut zu ATP aufgeladen werden kann – vergleichbar einer erneuerbaren Batterie. Die Atmungskette liefert neben ATP auch Wärme als Verlustenergie, die aber nicht umsonst entsteht. Unser Körper nutzt sie zur Aufrechterhaltung seiner Temperatur, die ca. 37 Grad Celsius beträgt.

Für den Energiestoffwechsel ist die Atmungskette der wichtigste Prozess, da sie dafür sorgt, dass aus den in der Nahrung enthaltenen Kalorienträgern die Energie herausgeholt und auf eine Art Minibatterien übertragen wird.

Ohne Q10 geht's nicht

Grundstoff der Atmungskette und damit der Energieversorgung ist das Coenzym Q10. Ähnlich wie bei einem Verbrennungsmotor könnte man sagen, dass die Zelle Energie gewinnt, indem sie ihren Treibstoff aus der Nahrung »verbrennt«, wodurch Wasser, Kohlendioxid, Wärme und Speicherenergie entstehen. Dies geschieht durch Abbau des »Brennstoffs«, indem jeweils winzige Molekülteilchen an- und abgekoppelt werden.

Die verfügbare Menge Q10 in den Zellen macht's

Dadurch ist das Coenzym Q10 selbst der treibende Faktor des energie-erzeugenden Prozesses. Wie viel Energie erzeugt werden kann, hängt direkt davon ab, wie viel Coenzym Q10 in den Membranen der Mito-chondrien zur Verfügung steht. Insofern ist die Geschwindigkeit der Atmungskette direkt von dessen Konzentration abhängig. Man muss davon ausgehen, dass alles, was zu einem Abfall der Konzentration an Coenzym Q10 innerhalb der Mitochondrien führt, ernste medizinische Probleme hervorrufen kann. Messbar wird das Nachlassen der Leis-tungsfähigkeit ab einem Absinken der Coenzym–Q10–Konzentration von mehr als 25 Prozent. Bei gesunden Personen beträgt der Plasma-spiegel für Coenzym Q10 etwa 1 mg/l, dabei gibt es keinen wesentli-chen Mengenunterschied zwischen Männern und Frauen. Der Plasma-spiegel von Coenzym Q10 bleibt bei gleicher Lebensweise und Bewegung nahezu konstant.

Die Atmungskette bildet ein zusammenhängendes System aus Enzymen und Co-Enzymen, mit deren Hilfe die Energie aus unseren Nahrungsmitteln langsam, Schritt für Schritt herausgeholt wird. Ohne diese Enzymkette würden die Zellen explodieren, also kein organisches Leben möglich sein. Dass Änderungen des Coenzym-Q10-Spiegels mit dem Alter zusammenhängen, bewies 1989 eine Forschungsgruppe unter der Leitung von Dr. A. Kalén. So beträgt die Abnahme der Q10-Werte im Herzen von 39- bis 43-Jährigen bereits ca. 32 Prozent, bei 77- bis 81-Jährigen liegt sie bei ca. 57 Prozent.

Kurz gesagt:

- Coenzym Q10 ist maßgeblich an der Energieproduktion in der Zelle beteiligt.

- Die Energiegewinnung spielt sich im Wesentlichen in den Mitochondrien ab.

- Den Prozess der Energiegewinnung mithilfe von Sauerstoff nennt man Atmungskette. Die Grundbausteine der Nahrung werden dabei zerlegt und die frei werdende Energie als ATP gespeichert.

- Die im Körper befindliche Menge an Coenzym Q10 ist dafür ausschlaggebend, wie viel Energie die Zellen produzieren können.

- Ein gesunder Mensch hat im Durchschnitt 0,85 mg Coenzym Q10 pro Liter Blutplasma.

- Im Alter nimmt die Konzentration an Coenzym Q10 im Plasma kontinuierlich ab.

- Ab dem 40. Lebensjahr nimmt die Q10–Konzentration in praktisch allen Körpergeweben ab.

Freie Radikale bedeuten Stress für die Zelle

Oxidativer Stress entsteht innerhalb der Zelle, wenn zu viele freie Sauerstoffradikale im Stoffwechsel produziert werden und vom körpereigenen Abwehrsystem nicht mehr ausreichend neutralisiert werden können. Das führt zu den beschriebenen Schäden an den Zellmembranen, die jede Zelle umschließen, aber auch an der Doppelmembran der Mitochondrien. Die Mitochondrien selbst können dadurch völlig außer Gefecht gesetzt und verschiedene Proteine und Enzyme für andere Stoffwechselprozesse können geschädigt werden. Nicht zuletzt werden auch die Chromosomen der DNA, die wichtigen Träger der Erbinformation, bedroht. Wenn das geschieht, ist das Risiko für die Entstehung von malignen, also bösartigen Zellen, sehr hoch. Dass dieser Schutz beim Menschen mithilfe von Q10 funktioniert, konnten deutsche Wissenschaftler an der Lymphozyten-DNA (DNA in weißen Blutkörperchen) nach 12-wöchiger Gabe von 3 mg Coenzym Q10 pro kg Körpergewicht an Probanden nachweisen[121].

Schadensbegrenzung durch Radikalenfänger

Erhöht sich die Konzentration an freien Radikalen in der Zelle, wird dadurch die Abwehr, die sogenannten Antioxidantien, mobilisiert: Zu den wichtigsten gehören Vitamin E und BetaCarotin (die Vorstufe von Vitamin A) für die fettlöslichen Kompartimente und Vitamin C für die wasserlöslichen. Da wir diese Stoffe nicht selbst herstellen können, müssen bzw. sollten wir sie täglich als lebensnotwendigen Bestandteil unserer Nahrung zuführen. Eine herausragende Rolle hat hierbei das fettlösliche Coenzym Q10. Es ist bislang das einzig bekannte radikalfangende Antioxidanz, das in den fetthaltigen Kompartimenten wirkt und welches der Körper selbst herstellen kann. Alle diese Antioxidantien sind dazu da, die gefährlichen radikalen Verbindungen unschädlich zu machen, bevor sie in der Zelle Schaden anrichten.

Coenzym Q10 macht Zellwände dynamischer

Abgesehen von den Mitochondrien findet man Coenzym Q10 auch in den jede Zelle umgebenden Zellwänden. Hier hat es eine weitere wichtige Funktion: Es sorgt zusammen mit Fetten für elastische Zellwände. Zellwände sind keine leblosen Hüllen ohne Funktion, sondern sie sind Teil der Zellorgane. Neben der reinen Umhüllung müssen sie

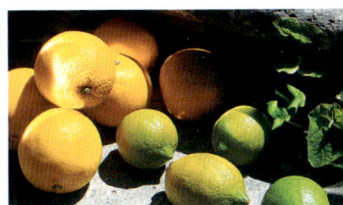

Zitronen enthalten zwar Vitamin C – aber kaum Coenzym Q10. Radikalfänger sind Substanzen, die mit freien Radikalen direkt reagieren. Dabei werden sie selbst aber verbraucht, wodurch sie dann keine weiteren Radikale mehr abfangen können. Wesentlicher Vorteil aber ist, dass sie bei diesem Pufferprozess selbst nicht zum Radikal werden. Mit zu den wichtigsten Radikalfängern gehören Vitamin E, Vitamin C, BetaCarotin, Coenzym Q10, Selen und bestimmte Enzyme.

Info

Auch psychischer Stress ist eine wichtige Ursache für die Auslösung von oxidativem Stress. Oxidativer Stress wiederum wird in einen ursächlichen Zusammenhang mit Zivilisationskrankheiten gebracht wie z. B. Krebserkrankungen und Gefäßverkalkung.

Info

Je höher die Konzentration von Coenzym Q10 in den Zellmembranen ist, umso elastischer können die Ionenkanäle und andere Passagevorrichtungen reagieren. Einfach gesagt: Coenzym Q10 ist ein Weichmacher für unsere Zellmembranen und damit ein Garant für ausreichende Flexibilität – im übersetzten Sinn: ein wichtiger Faktor für Jugendlichkeit.

den Stoffaustausch zwischen dem Inneren und Äußeren der Zelle möglich machen. So ist für lebende Zellen sehr wichtig, dass ihre Membranen für die meisten Stoffe undurchlässig, für einige andere aber zu den richtigen Zeiten aufnahmebereit sind. Damit können Nährstoffe in die Zelle gelangen und umgekehrt Abfallstoffe entsorgt werden.

Hohe Ansprüche an die Zellwände

Zellwände müssen deshalb einerseits stabil, aber andererseits durchlässig, also »fluide« sein, und an dieser »Fluidität« der Membranen ist wiederum Coenzym Q10 direkt und ganz wesentlich beteiligt. Wären die Zellwände nicht fluide, könnten die Bausteine und Energieträger aus der täglichen Nahrung nicht hineintransportiert und Abfallstoffe und Schlacken nicht herausgeschafft werden. Jede Körperzelle hat auf ihrer Oberfläche Empfangseinrichtungen, die bestimmte Stoffe als »erwünscht« erkennen und in die Zelle hineinschleusen können. Für andere, schädliche Stoffe hingegen bleiben die Zellwände verschlossen. Es handelt sich bei dieser Art von Zellwandöffnungen um regelrechte Stoffschleusen, die häufig aktiv, also unter Verbrauch von Energie, gegen ein Konzentrationsgefälle, arbeiten. Beispiel: Eine Ionenverschiebung entlang der Zellwände erzeugt einen Impuls in den Nervenzellen, ist also für deren Reizweiterleitung mit verantwortlich. Das Öffnen und Schließen dieser Ionenkanäle erfordert Energie, und hierfür ist wiederum die Anwesenheit von Coenzym Q10 erforderlich.

Kurz gesagt:

- Coenzym Q10 ist in den Mitochondrien, aber auch in hohen Konzentrationen in den äußeren Zellwänden, den Zellmembranen jeder Zelle zu finden.

- Die Membranen müssen die Zellen schützend umhüllen und trotzdem ausreichend selektiv durchlässig sein.

- Durch die Poren bzw. Schleusen in den Zellwänden werden aktiv alle möglichen Stoffe aus der Zelle heraus– oder in sie hineintransportiert. An diesen Transportprozessen ist immer Coenzym Q10 beteiligt, in diesem Fall als Strukturgeber.

Wann ist eine Q10-Ergänzung sinnvoll?

Wie schon mehrfach aufgeführt, ist es praktisch nicht möglich, die ab dem 40. Lebensjahr nachlassende Eigenproduktion an Coenzym Q10 durch eine Änderung der Ernährung auszugleichen. Selbst unter einer extrem einseitigen und kalorienreichen Menüzusammenstellung mit Q10-reichen Lebensmitteln wie Innereien und vielen pflanzlichen Ölen, kann die täglich erforderliche Menge von etwa 500 mg nicht erreicht werden, eine Menge, die vom Körper eines jungen, gesunden Menschen problemlos selbst gebildet werden kann. Aber auch hier ist Voraussetzung, dass die Ernährung eiweiß- und vitaminreich ist. Unter all den Wenn-und-aber-Bedingungen scheint es mehr als sinnvoll, seine tägliche Ernährung mit Coenzym Q10 zu ergänzen, wenn erste Anzeichen einer Unterversorgung spürbar sind oder man schon an einer der chronischen Zivilisationskrankheiten leidet. Gerade dann, wenn der Körper erste Anzeichen von Fehlfunktionen hat, wie zum Beispiel leicht erhöhte, aber noch im Normbereich liegende Blutzuckerwerte, kann eine Ergänzung mit Coenzym Q10 Stoffwechselprozesse unterstützen. Aufgrund der zunehmenden Zahl an Studien über Coenzym Q10 gehen immer mehr Therapeuten dazu über, die Ernährung ihrer Patienten zu optimieren, indem sie ein Nahrungsergänzungsmittel zusätzlich zur medikamentösen Therapie empfehlen. In diesem Fall sollte man aber nicht eigenständig handeln, sondern nur in Rücksprache mit seinem Therapeuten.

Spezielle Ernährungsformen

Coenzym Q10 findet sich zum einen im Muskelgewebe von tierischen Lebensmitteln, aber auch im Fett, da es sich ja um eine fettlösliche Substanz handelt. So zeigen Analysen, dass die Milch mit normalem Fettanteil von 3,5 Prozent noch 1,3 mg Coenzym Q10 in einem Liter enthält, die nahezu fettfreie Milch hingegen liefert nur noch Spuren.

Fettarme, fleischarme Ernährung

Da es sich immer mehr durchsetzt, sich fettarm zu ernähren, nehmen wir dadurch automatisch weniger Coenzym Q10 auf. Von daher ist es empfehlenswert, seine Ernährung so zusammenzustellen, dass sie arm an tierischen Fetten ist und die pflanzlichen Fette bevorzugt werden. Dort haben wir noch eine gute Coenzym-Q10-Quelle. Herausragend

Die Energieversorgung jeder Zelle hängt ganz massiv von der jeweiligen Coenzym Q10-Konzentration im Körper ab. Nur wenn genügend vorhanden ist, laufen energetische Prozesse und Reparaturmechanismen in Muskeln, Organen, Nerven und Immunsystem optimal ab. Außerdem schützt Coenzym Q10 unsere Zellen wirkungsvoll vor »Sauerstoffstress«, also dem Angriff von freien Radikalen.

43

ist das Sojaöl, das zudem erhitzbar ist und auch noch die wertvolle Omega–3–Fettsäure enthält. Wer gerne Nüsse isst, sollte dies auch weiter tun, allerdings haben Nüsse viel Öl, sodass an anderen Lebensmitteln gespart werden sollte – das kann z. B. sein, indem man weniger Süßes isst, was zugegebenermaßen vielen schwerfällt. Probieren Sie doch einfach täglich eine Handvoll Mandeln. Damit ließ sich in der Tat zeigen, dass sich leichter abnehmen lässt, wenn ein Teil der Kalorien dadurch ersetzt wurde.

Vegetarier können von einer Q10-Ergänzung profitieren

Da Coenzym Q10 vor allem in tierischen Produkten wie Fleisch und Fisch vorkommt, nehmen Vegetarier und Veganer, die zusätzlich mit Ölen sparen, wenig Coenzym Q10 über ihre Nahrung auf. Veganer verzichten nicht nur auf Fleisch, sondern zudem auf alles, was vom Tier kommt, also auch auf Eier, Milch, Käse und dergleichen. Darin findet sich zwar deutlich weniger, aber immerhin noch eine erwähnenswerte Menge an Q10. In jungen Jahren und bei bester Gesundheit dürfte dies im Hinblick auf die Q10–Versorgung noch nicht zu Problemen führen, weil der Körper noch ausreichend davon produzieren kann, da ja auch die Gemüsezufuhr und damit die Vitaminversorgung bei diesem Ernährungsstil sehr gut ist. Kritisch könnte es jedoch werden, wenn sich ältere Personen dazu entscheiden, vegetarisch oder vegan zu leben, und damit eine Schere aufgeht zwischen reduzierter Eigensynthese sowie einer verringerten externen Zufuhr auf der einen Seite und einem erhöhten Bedarf auf der anderen Seite.

Der unzweifelhafte Nutzen einer vegetarischen Ernährung, die im Gegensatz zur veganen auch ausreichend Vitamin B12 beinhaltet, kann dadurch zu Teilen wieder zunichte gemacht werden. Vegetarier und insbesondere Veganer sind deshalb mit zunehmenden Jahren darauf angewiesen, pflanzliche Öle und Nüsse in reichlichen Mengen zu verzehren. Auch wenn es zu dieser Ernährungsphilosophie gehört, im Allgemeinen auf Nahrungsergänzungsmittel zu verzichten, ist es gerade in dieser Konstellation dringend zu empfehlen, Coenzym Q10 als Supplement zu ergänzen. Wer sich unsicher ist, ob es wirklich nötig ist, kann seinen Coenzym–Q10–Blutspiegel messen lassen und dann entscheiden, ob eine äußere Zufuhr notwendig ist.

Info

Coenzym Q10 gibt es in verschiedenen Präparaten, die mit Vitaminen und Mineralstoffen ergänzt sind. Je nach Bedarf und Defizit kann auf die unterschiedlichen Präparate zurückgegriffen werden. Eine hochwertige ausgewogene Nahrungsergänzung sorgt dafür, dass Gesundheit und Vitalität auch im Alter lange erhalten bleiben.

Fettarme und fleischarme Lebensmittel liefern wenig Coenzym Q10. Allgemein gilt aber, dass wir gerade fettarme Milch, besser noch Sojamilch, trinken sollten, um tierische Fette zu sparen. Wenn wir aber mehr Coenzym Q10 aufnehmen wollen, sollten wir hingegen die fette Milch trinken. Was ist nun richtig? Wer körperlich wenig aktiv ist, dem ist die fett-reduzierte Milch anzuraten, kombiniert mit einer Ergänzung von Coenzym Q10.

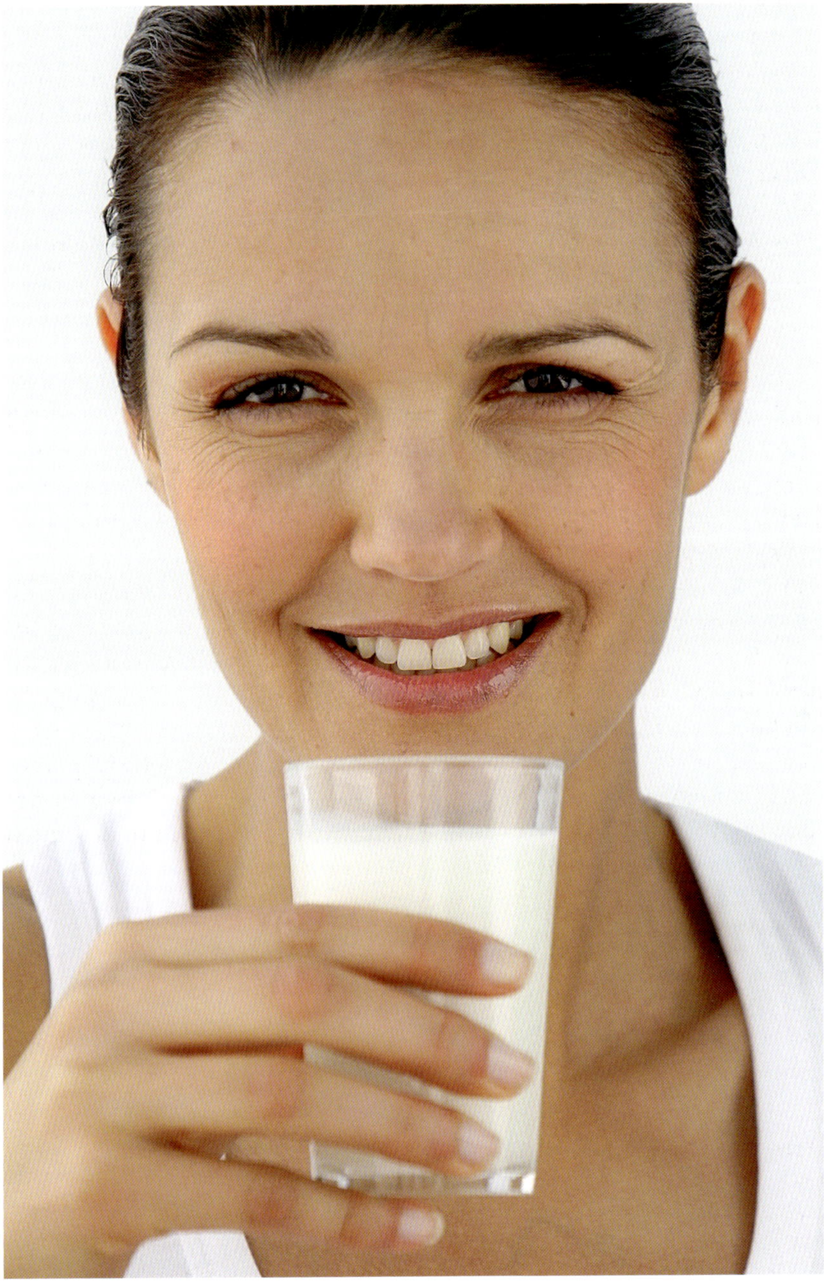

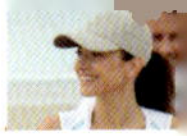

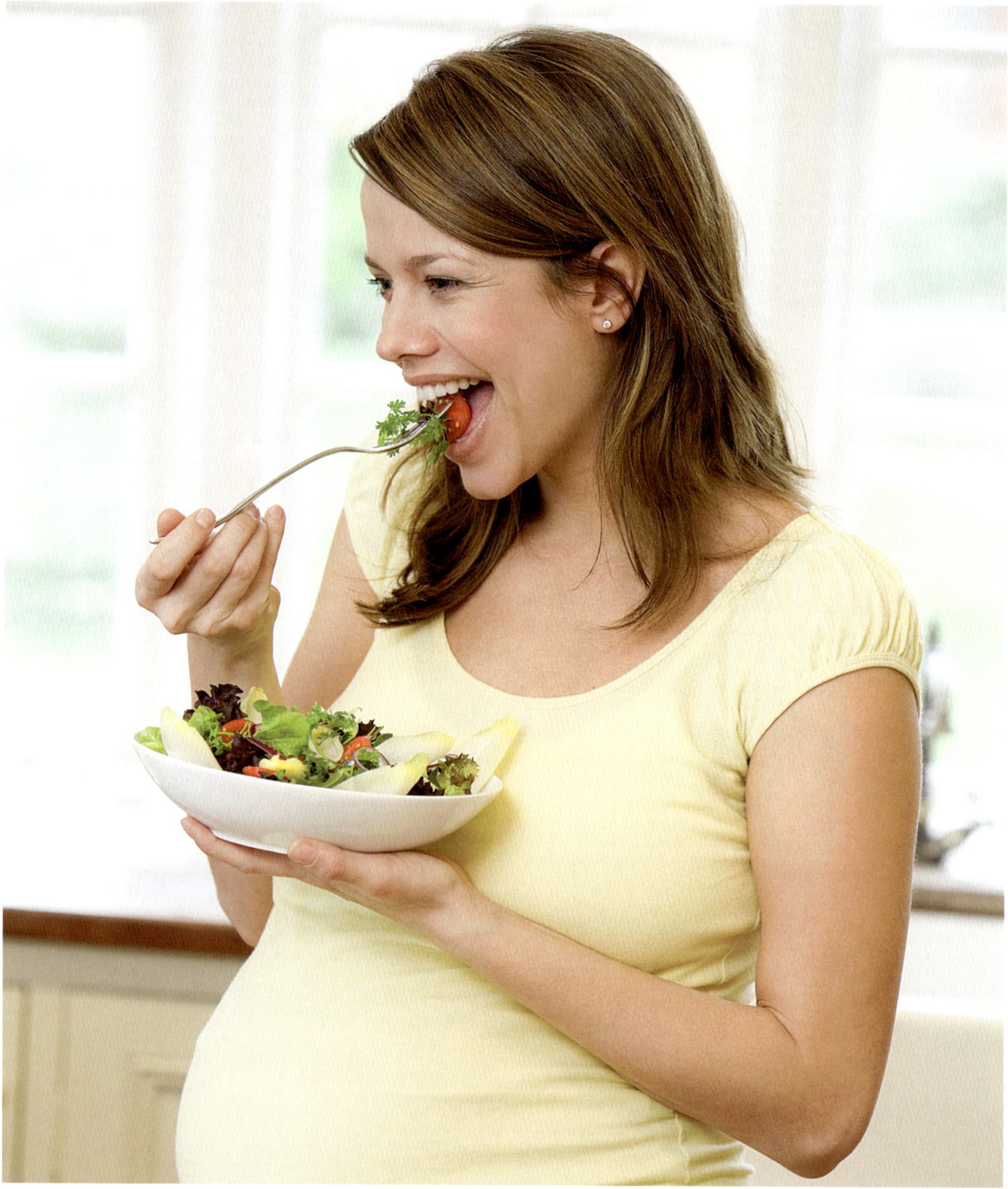

Q10 und QH in der Schwangerschaft

Nährstoffbalance im Körper vor und während der Schwangerschaft

Frauen im gebärfähigen Alter mit Kinderwunsch sollten sorgfältig darauf achten, immer ausreichend mit allen Nährstoffen versorgt zu sein. Ein Mangel an bestimmten Nährstoffen kann die Fruchtbarkeit der Frau einschränken. Da natürlich nicht jede weiß, ob und welches Vitamin oder welcher Mineralstoff in der eigenen Ernährung oder im Körper fehlt, ist es schwierig, gezielt darauf zu achten. Sinnvolle Präparate können daher die Ernährung auf vernünftige Weise ergänzen. Neben den Vitaminen, Mineralstoffen und Spurenelementen werden auch Omega-3-Fettsäuren empfohlen. Von besonderer Bedeutung sind die Folsäure, Vitamin D, Eisen und Jod. Coenzym Q10 kann hier zusätzlich eine besondere Rolle spielen.

Bei erfolgter Einnistung des befruchteten Eis sind gerade die ersten Wochen der Schwangerschaft für den Körper sehr anstrengend, da der gesamte Stoffwechsel umgestellt werden muss. Die Energie für diese Umstellung wird auch durch Q10 gefördert. Eine ausreichende Versorgung ist für eine erfolgreiche Schwangerschaft von großer Bedeutung, was sich darin widerspiegelt, dass bei Frauen mit niedrigen Coenzym-Q10-Spiegeln im Plasma das Risiko eines natürlichen Abgangs des Kindes (Abortes) höher ist[125].

Wie Coenzym Q10 bei Müdigkeit hilft

Im Verlauf der Schwangerschaft steigen die Coenzym-Q10-Spiegel im Blut an. Die Mutter muss schließlich den Fötus mit allen Nährstoffen und Energie versorgen, u. a. mit Q10, da der Fötus Q10 noch nicht selbst herstellen kann. Die Mutter gibt also Q10 von ihrem Körper an den Fötus ab. Die erhöhten Q10-Plasmaspiegel im Blut der Mutter täuschen darüber hinweg, dass sie selbst an Q10 verarmt, was Energiemangel und Müdigkeit zur Folge haben kann. Wenn einen die Schwangerschaft kraftlos und erschöpft werden lässt, können ab der 20. Schwangerschaftswoche 100 mg Coenzym Q10 pro Tag vor dem Frühstück ergänzt werden.

Frauen, die sich durch eine Schwangerschaft müde und energielos fühlen, wird von den Wissenschaftlern der Studie der Verzehr von 100 mg Coenzym Q10 vor dem Frühstück empfohlen.

Coenzym Q10 und QH bei Risikoschwangerschaften

Schwangerschaft ist zwar keine Krankheit, aber ein Zustand, der mit einem hohen Anfall an freien Radikalen einhergeht. Von daher bedeuten diese neun Monate eine hohe Belastung für den Körper einer Frau. Ab und an ist auch mit Komplikationen zu rechnen wie der sogenannten Präeklampsie. Sie ist gekennzeichnet durch einen Anstieg des Blutdrucks, dem Verlust von Eiweiß über die Nieren und Einlagerung von Wasser. Die Häufigkeit ist etwa sieben Prozent, das heißt, dass etwa jede vierzehnte schwangere Frau davon betroffen ist. Damit verbunden sind Komplikationen. Da der individuelle Verlauf einer Präeklampsie nicht vorhersehbar ist, muss eine engmaschige medizinische Überwachung in einem Krankenhaus gewährleistet werden. Das Risiko einer Frühgeburt und einer lebensgefährlichen Entgleisung des Blutdrucks der Mutter ist sehr hoch. Eine Früherkennung ist mithilfe eines Bluttests möglich. Über die Ursache kann bislang nur spekuliert werden. Ein Vitamin-D-Mangel in der frühen Schwangerschaft steht zur Diskussion sowie Störungen im Prostaglandinstoffwechsel, die wiederum auf den Blutdruck einwirken können. Es findet sich im Blutbild ein Abfall an den radikalfangenden Vitaminen C, E und Beta-Carotin und damit einhergehend ein Anstieg des Anteils an ranzigem LDL-Cholesterin. Von daher lag es nahe, diese Vitamine in hohen Dosen zu verabreichen, in der Annahme, dass dies einen positiven Effekt ausübt. Dies war aber nicht der Fall.

Da auch spekuliert wurde, dass Coenzym Q10 als Energielieferant für die Funktionsfähigkeit der Plazenta von Bedeutung sein kann, wurde eine entsprechende Studie an 235 schwangeren Frauen durchgeführt. Die Schwangeren erhielten ab der 20. Schwangerschaftswoche täglich 2 x 100 mg Coenzym Q10 bzw. ein Scheinpräparat bis zur Geburt des Kindes. Leichte unerwünschte Wirkungen in Form von Magen-Darm-Beschwerden traten in beiden Gruppen gleich häufig auf: zu 1,3 Prozent in der Coenzym-Q10-Gruppe und zu 1,5 Prozent in der Gruppe mit dem Scheinprodukt. Damit konnte deutlich gezeigt werden, dass das Risiko, eine Präeklampsie zu erleiden, unter Coenzym Q10 signifikant verringert werden konnte. In der Placebogruppe, die das Scheinpräparat eingenommen hatte, waren 30 Frauen davon betroffen und in der Coenzym-Q10-Gruppe waren es mit 17 Frauen nur gut halb so viele[162].

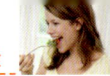

Kurz gesagt:

- Wichtig für Schwangere sind vor allem Folsäure, Vitamin D, Jod, Eisen und Omega–3–Fettsäuren.

- Bei Erschöpfung empfiehlt sich ab der 20. Woche täglich 1 x 100 mg Coenzym Q10.

- Bei einem Risiko für Präeklampsie werden ab der 20. SSW 2 x 100 mg Coenzym Q10 empfohlen.

- Fragen Sie Ihren Arzt nach dem passenden Nahrungsergän–zungsmittel für die Zeit der Schwangerschaft.

- Schwangere Frauen können ihre Ernährung mit täglich 100 mg Coenzym Q10 optimieren.

Um herauszufinden, ob Coenzym Q10 als Energielieferant für die Funktionsfähigkeit der Plazenta eine Rolle spielt, wurde eine Studie an schwangeren Frauen durchgeführt. Sie zeigte, dass das Risiko, eine Präeklampsie zu erleiden, durch die Gabe von Coenzym Q10 signifikant verringert werden konnte.

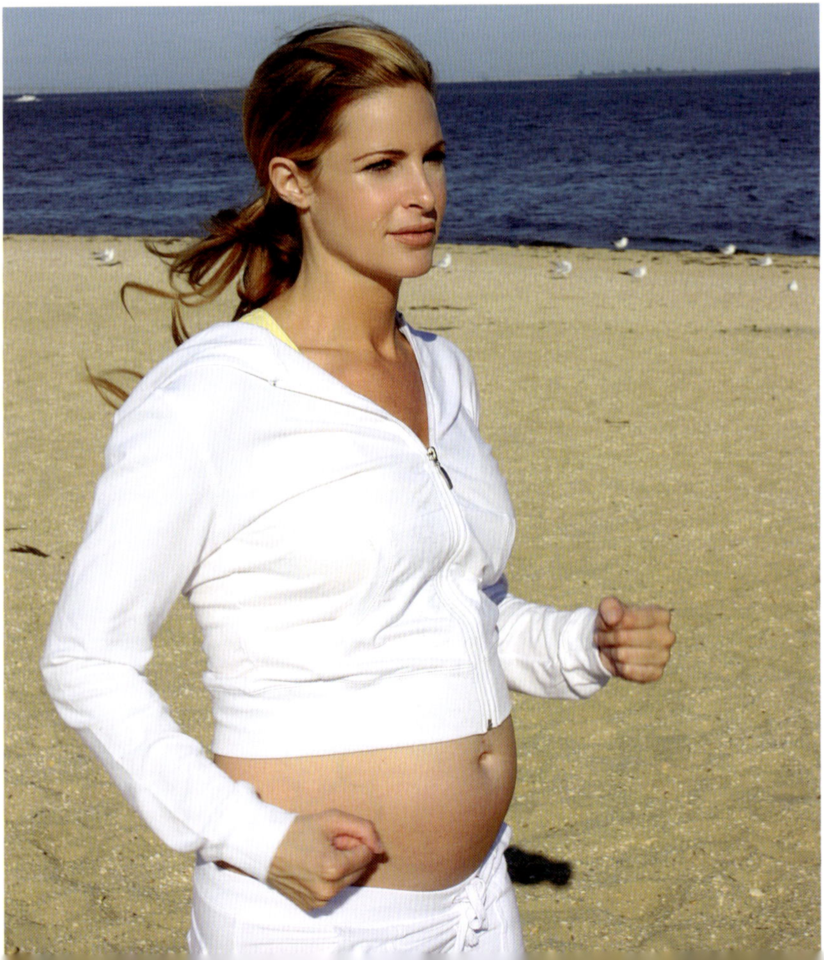

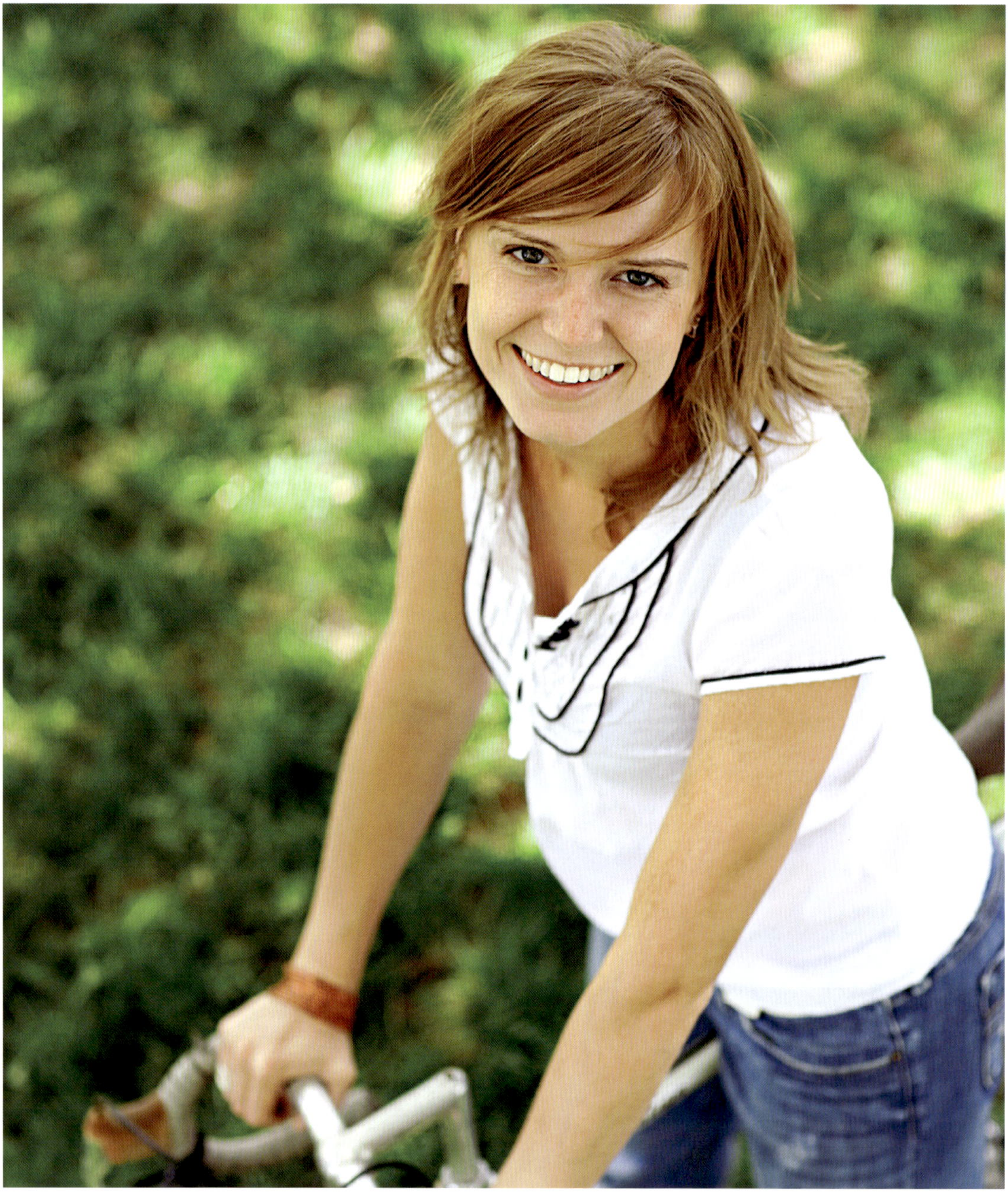

Coenzym Q10 und Leistungsfähigkeit

Unfruchtbar – und nun?

Unfruchtbare Spermien haben bisweilen ein energetisches Problem

Die Zeugungsfähigkeit eines Mannes hängt in hohem Maß von der Beweglichkeit seiner Spermien ab. Diese Beweglichkeit ist ein energieabhängiger Prozess, der auch von der Verfügbarkeit von Coenzym Q10 beeinflusst wird. Somit erfordert die Fruchtbarkeit des Mannes unter anderem eine ausreichende Versorgung mit Coenzym Q[5]. Diese Erkenntnis gewann der israelische Forscher Professor Lewin, als er feststellte, dass bei Spermien mit verringerter Beweglichkeit diese durch die Zugabe von Coenzym Q10 eindeutig zunahm. Diese Erkenntnisse wurden in einer Studie bestätigt, bei der 200 mg Coenzym Q10, über sechs Monate täglich verzehrt, die Zahl der Spermien und deren Beweglichkeit signifikant steigerten, was unter einem Scheinpräparat nicht beobachtet werden konnte. Die Effekte waren umso besser, je schlechter die Spermienqualität vor der Gabe von Coenzym Q10 war[5]. Vergleichbare Ergebnisse konnten über einen gleichen Zeitraum auch mit 300 mg Coenzym Q10 bei unfruchtbaren Männern mit schlechter Spermienqualität erreicht werden[141].

Q10 bei Stress, Antriebslosigkeit, Müdigkeit

Die Psychologen unterscheiden zwei Arten von Stress: den positiven und den negativen Stress. Positiver – auch Eustress – genannt, ist unserer Gesundheit durchaus zuträglich: Es ist das Maß an Anforderung, das unsere Vitalität und Lebensfreude steigert. Wer sich nie Herausforderungen stellt und selbst den geringsten Stress vermeidet, wird aus der resultierenden Leere und Unzufriedenheit eine andere Art von Stress entwickeln, die ebenfalls unglücklich macht. Andauernde körperliche Anstrengung, wie Ausdauersport, erhöhter Alkohol- und Nikotinkonsum sowie Krankheiten, Arzneimittel, aber auch Stress können den Coenzym-Q10-Bedarf steigern. Bei starken Rauchern ist zum Beispiel das QH im Blut von 95 Prozent auf 55 Prozent reduziert. Dies ist ein Zeichen dafür, dass Raucher starkem oxidativem Stress ausgesetzt sind, der sie gefährdet.

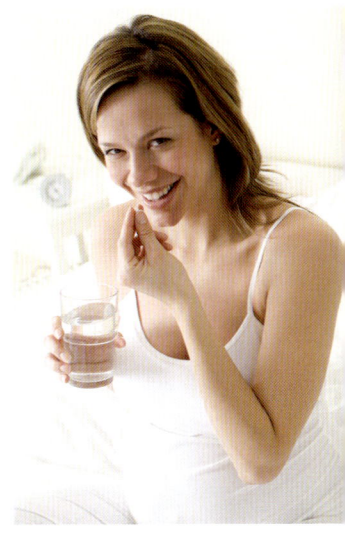

Bei Stressbelastung reagiert der Körper mit einer gesteigerten Produktion der Stresshormone Cortison und Adrenalin. Dadurch ändern sich Herzschlag, Blutdruck, Stoffwechsel, kurz: die gesamte Aktivität des Körpers. Ständige Stressbelastung kann zu Erschöpfung, Schlafstörungen, depressiven Verstimmungen, Verdauungsstörungen, Herzklopfen und Muskelverspannungen mit Rückenschmerzen führen.

Erhöhter Energiebedarf bei Stress

Die negative Art von Stress, Disstress, wird den meisten Menschen bekannt sein. Hier stehen beruflicher Druck, zu wenig Schlaf, emotionale Belastungen und zu viele Schadstoffe, zum Beispiel durch Rauchen, im Vordergrund. Weitere Stressfaktoren sind ungesunde Lebensgewohnheiten und belastende Umweltfaktoren. Die ersten Symptome sind häufig Kopfschmerzen. Um mit diesen Umständen fertig zu werden, braucht unser Körper mehr Energie, und diese zusätzlich benötigte Energie steigert immer auch den Coenzym–Q10–Verbrauch. Organe, wie beispielsweise das Herz, die Leber und die Nieren, die täglich hohe Dauerleistungen erbringen müssen, haben daher auch einen besonders hohen Coenzym–Q10–Bedarf.

Belastende Umwelteinflüsse sorgen neben ungesunder Lebensweise für einen erhöhten Q10-Bedarf.

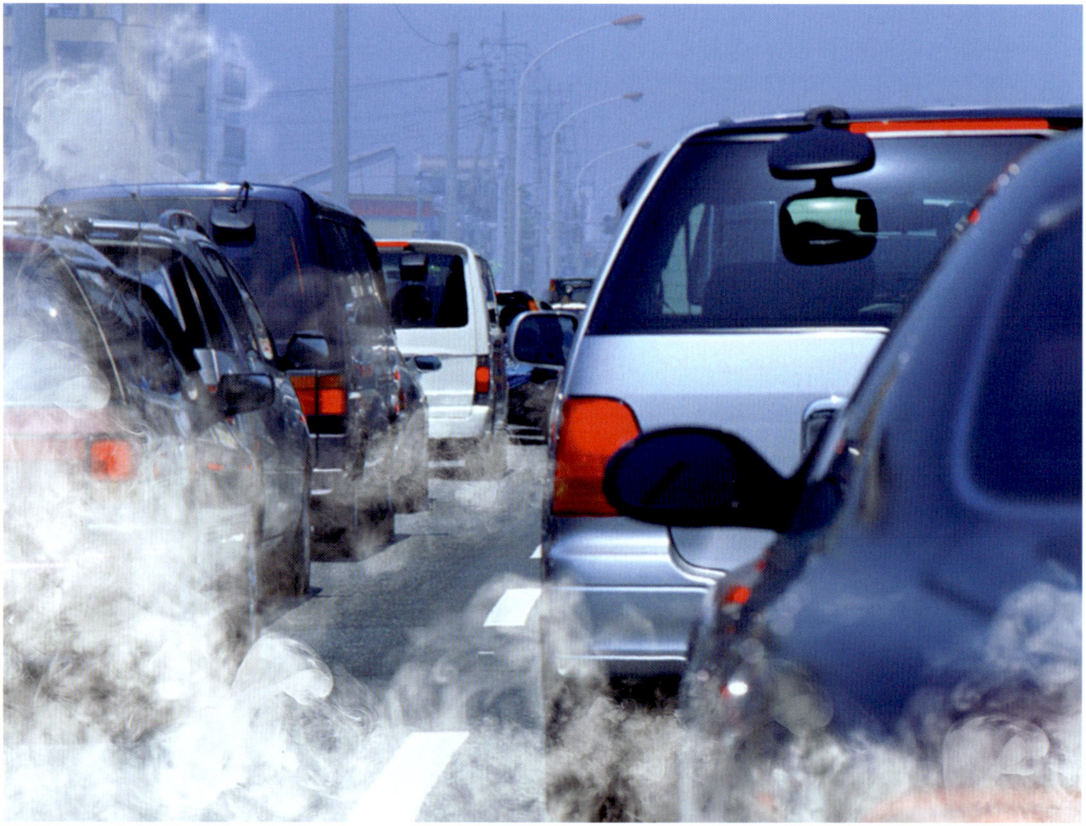

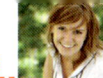

Kurz gesagt:

- Moderater Stress stärkt und zu viel Stress schwächt die Immunabwehr und damit die Gesundheit deutlich.

- Coenzym Q10 kann helfen, Stress besser zu bewältigen und auf lange Sicht leistungsfähig zu bleiben.

- Coenzym Q10 sollte aber nicht dazu missbraucht werden, einfach wie bisher weiterzumachen und zum Ausgleich ein paar Kapseln zu schlucken.

- Hören Sie auf die Warnsignale Ihres Körpers und ändern Sie Ihre Lebensweise entsprechend. Versuchen Sie nicht, zu viel Stress nur allein mit Coenzym Q10 auszugleichen.

Stress: ein großer Coenzym-Q10-Räuber

Wenn es nicht gelingt, stressauslösende Faktoren einzudämmen, kann dies zu einem Coenzym–Q10–Mangel führen. Die Stresshormone beschleunigen den gesamten Stoffwechsel, wodurch auch vermehrt freie Radikale gebildet werden. Dadurch wird das äußere Stressgeschehen bis in die kleinste Zelle weitergeleitet, die jetzt auch unter Stress leidet, der als gesteigerter »oxidativer Stress« gemessen werden kann. Infolge steigt unter anderem in der DNA von Lymphozyten, das sind weiße Blutkörperchen, das 8–Hydroxydeoxy–Guanosin (8–OHdG) an. Dieses gilt als Marker für Zellstress. Wenn täglich über 12 Wochen 3 mg pro kg Körpergewicht Coenzym Q10 verabreicht werden (das sind etwa 200 mg bei einem Körpergewicht von 67 kg), dann geht der oxidative Stress in der Zelle zurück, messbar am Absinken des 8–OHdG[121], was von deutschen Wissenschaftlern gezeigt werden konnte.

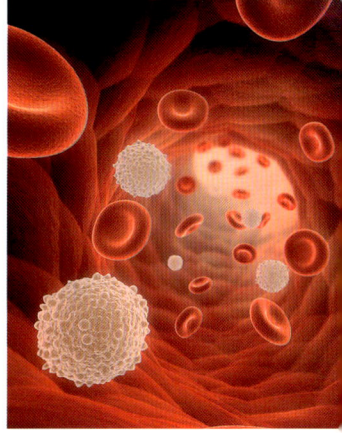

Zellstress kann auch in den weißen Blutkörperchen gemessen werden.

Stresshormone müssen abgebaut werden

Durch unsere moderne Lebensweise sind wir nahezu ständig Situationen ausgesetzt, auf die unser Körper mit der Ausschüttung von Stresshormonen reagiert. Diese Hormone versetzen den Körper in Alarmbereitschaft, ursprünglich, um zu kämpfen oder zu fliehen. Durch die dadurch geforderte körperliche Aktivität wurden die Stresshormone wieder abgebaut und man konnte sich meistens glücklich über den guten Ausgang entspannt zurücklehnen. Der wesentliche Unterschied unseres heutigen Verhaltens zu der von der Natur sehr sinnvoll entwickelten Stressreaktion ist, dass wir uns beständig in höchste Alarmbereitschaft versetzen, aber das Kraftpotential nicht in körperliche Aktivität umsetzen. So bleiben die Stresshormone im Blut und treiben uns weiter voran, ohne dass es zeitnah – und nicht irgendwann – zu der dringend benötigten Entspannung kommt.

Schäden durch Stress entwickeln sich langsam

Werden diese Spannungen nicht abgebaut, bleibt ein Stau der Stresshormone zurück. In der Folge bilden sich vermehrt freie Radikale und schwächen unser Immunsystem. Je mehr aber die innere Abwehr geschwächt ist, umso zerstörerischer wirkt sich Stress aus. Dies geht so weit, dass auch die Erbsubstanz DNA von Radikalen angegriffen wird und damit das Risiko besteht, dass die Gene entarten und sich daraus Krebszellen entwickeln können. Die entstehenden Schäden zeigen sich auf körperlicher Ebene anfangs als Schlaflosigkeit, Nervosität und Kopfschmerzen. Werden diese ersten Signale nicht als Warnzeichen wahrgenommen, sondern wird stattdessen mit Arzneimitteln künstlicher Schlaf erzeugt, mit Kaffee wiederum die Wachheit gepuscht und gehören schließlich Kopfschmerzmittel zum täglichen Muss, dann ist es nahezu unvermeidbar, dass unser Körper deutlichere Signale seiner Überlastung entwickeln wird.

Zivilisationserkrankungen: Spätzeichen von Stress

Magengeschwüre, Bluthochdruck, Herzrhythmusstörung, ja selbst Übergewicht mit dem Risiko der Entwicklung einer Zuckerkrankheit sind oft aus dem Stress erzeugt, der uns zu wenig Zeit lässt, uns vernünftig zu ernähren. An diesem Punkt sei darauf hingewiesen, dass hoher Blutdruck oft als essentiell bezeichnet wird, das heißt, man kennt die körperliche Ursache nicht. Aus der Perspektive des Stressgeschehens, verbunden mit zu wenig Bewegung und vielleicht auch noch Übergewicht, findet sich sehr wohl eine Erklärung dafür. Adrenalin schafft es, unseren Blutdruck zu steigern, indem es die Gefäßwände eng stellt. Dies ist möglich durch die Muskulatur in den Gefäßwänden, die angespannt werden kann, sodass sich die Gefäße verengen und der Blutdruck in der Folge steigt. Wenn das Herz dabei

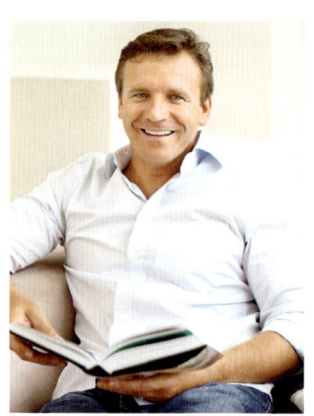

Dauerstress kann zu einem Coenzym-Q10-Mangel führen. Daher sind regelmäßige Erholungsphasen und intensive Entspannung sehr wichtig. Grundsätzlich gilt die Gleichung: Je mehr Stress wir haben, umso mehr Entspannung brauchen wir.

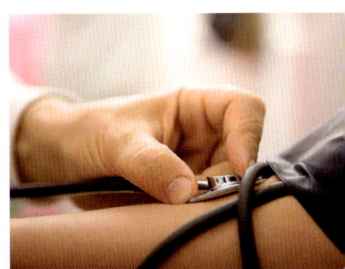

noch schneller schlägt, dann steigt der Druck noch mehr. Stressge-plagte trainieren damit beständig, leider ohne es zu wissen, diese Muskulatur, die wie jeder trainierte Muskel mit der Zeit an Dicke – in diesem Fall nach innen gerichtet – zunimmt und den Durchmesser der Blutgefäße enger macht. Wenn dies eintritt, dann bleibt der Blutdruck beständig hoch, da der Durchmesser der Gefäße dauerhaft verengt wurde. Diese Dickenzunahme der Gefäßmuskel wird als »Mediahyper-trophie« bezeichnet. Hier von essentiellem Bluthochdruck zu sprechen, scheint so nicht mehr richtig zu sein.

Menschen, die unter Bluthochdruck leiden, sollten unbedingt viel Sport treiben oder Entspannungsübungen machen.

Stresshormone können bestimmt werden

In dieser Situation bekommen wir normalerweise Blutdrucksenker verordnet, die unseren Blutdruck wieder »herunterfahren«, zum Bei-spiel indem das Herz langsamer schlägt. Aber unsere Adrenalin- und Cortisonwerte bleiben trotzdem hoch, da der Stress ja immer noch da ist. Wir sind aber beruhigt, weil wir vordergründig normale Blut-druckwerte haben. Leider werden standardmäßig bei der Blutuntersu-chung keine Adrenalin- und Cortisonwerte gemessen. Es gibt heute eine sehr verlässliche Methode, diese Stresshormone auch im Speichel zu bestimmen. Man sollte es nur wissen. Dann lässt sich aber nicht mehr sagen, dass der Blutdruck gut eingestellt ist und alle Werte unter den Medikamenten in Ordnung sind.

Aus dieser Betrachtung heraus verwundert es nicht, dass trotz der gut eingestellten Werte das Risiko für Herzinfarkt und Schlaganfall auch unter Blutdrucksenkern nach wie vor vorhanden ist, es ist nur etwas weniger geworden. Dafür leiden wir aber oft an Nebenwirkungen, die sich über die Jahre hinweg langsam entwickeln können, wie zum Bei-spiel Gewichtszunahme und Anstieg des Cholesterins unter den Beta-blockern, aber Letzteres kann wieder mit Medikamenten behandelt werden, den sogenannten Statinen. Diese hemmen aber wiederum die körpereigene Q10-Bildung, die in dem Alter, in dem typischerweise diese körperlichen Symptome auftreten, so reduziert ist, dass der Kör-per bereits an einer Unterversorgung an Coenzym Q10 leidet. Dies spüren wir auch daran, dass unsere Leistungsfähigkeit nachlässt – was wir gerne auf das Alter zurückführen.

Antioxidantien sind Substanzen, die beispielsweise aggressive Radikale neutralisieren können, ohne dabei selbst zum Radikal zu werden. Ihre Funktion ist es, nicht nur Lebensmittel, sondern auch den menschlichen Körper vor dem »Ranzig-werden« zu bewahren.

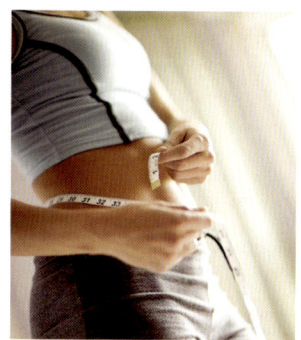

Info

Auch seelischer Stress belastet

Nun gibt es noch den gar nicht so seltenen Fall, dass zwar kein beruflicher Stress vorliegt, aber Probleme mit Familienangehörigen und Sorgen uns gleichermaßen Stress bereiten. Nur dieses Mal ist es seelischer Stress, der sich aber in sehr ähnlichen Symptomen äußert. Wer kennt nicht die schlaflosen Nächte, wenn einen Sorgen quälen oder die chronische Entzündung der Magenschleimhaut, weil wir allen Ärger schlucken. Am Ende ist es für den Körper egal, wie wir zu unseren hohen Adrenalin- und Cortisonspiegeln kommen. Wer sich in dieser Situation auch noch ungesund ernährt, belastet den Körper doppelt. Auf der einen Seite wird der Körper strapaziert, sodass sein Bedarf an Antioxidantien steigt, andererseits geben wir ihm gerade in dieser Situation nicht ausreichend von dem, was er braucht: gesunde Nahrung.

Kurz gesagt:

- Unter Stress wird der Stoffwechsel aktiviert und damit fallen unvermeidbar vermehrt Radikale an, die wieder durch Radikalfänger aufgefangen werden müssen.

- Coenzym Q10 kann vor allem die sehr empfindliche DNA, den Träger unserer Erbsubstanz, vor dem Radikalenangriff schützen.

- Auch Sorgen und Ängste belasten unseren Körper, ähnlich wie es beruflicher Stress vermag. Von daher können auch Sorgen krank machen.

Leistungsfähigkeit und Sport

In unserer Leistungsgesellschaft wird Höchstleistung nicht nur im Beruf angestrebt, sondern auch beim Sport. Umso mehr müssen wir uns auch hier mit der Frage auseinandersetzen, inwieweit der an sich gesund geltende Sport auch schaden kann, was in der Tat möglich ist. Auch hier gilt: Wer übertreibt, schadet sich. Trotzdem macht es begeisterten Sportlern viel Spaß, bis an ihre Grenzen und manchmal auch darüber hinaus zu gehen. Die meisten aber wollen sportlich aktiv sein, um ihr Gewicht zu halten oder abzunehmen, was auch mit moderatem, aber dafür regelmäßigem Training sehr gut möglich ist.

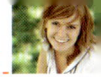

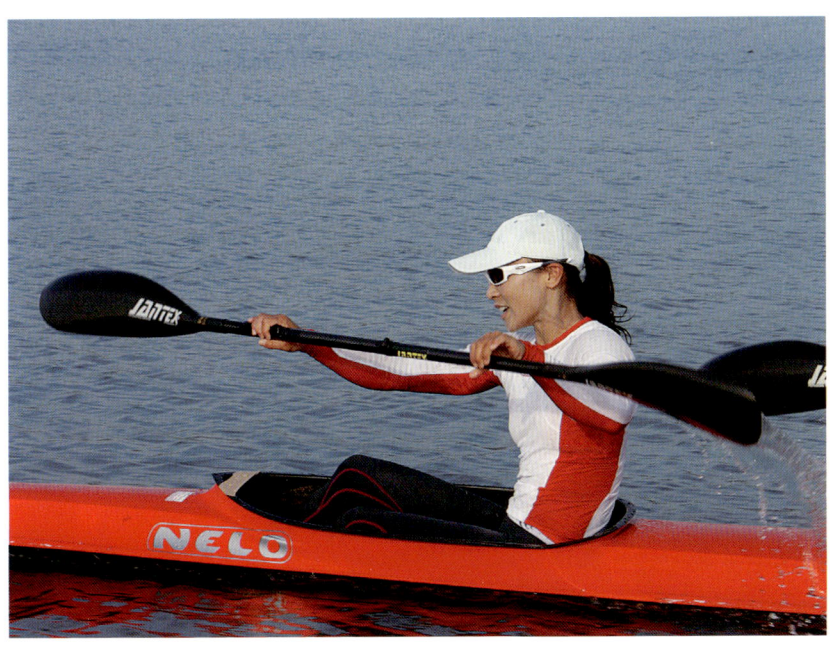

Die japanische Kanu-Rennsportlerin Shinobu Kitamoto erreichte einen fünften Platz bei den Olympischen Sommerspielen 2008 in Peking und ist die erste Japanerin, die bei der Weltmeisterschaft 2010 in Pozna eine Bronzemedaille gewonnen hat. Sie fühlt sich fit und leistungsfähig auch dank der regelmäßigen Einnahme von Ubiquinol.

Derartig moderat trainierenden Personen wurde Coenzym Q10 verabreicht und daraufhin gemessen, welchen Nutzen man damit erzeugen kann. Und in der Tat zeigte sich gegenüber dem Scheinpräparat eine signifikante Zunahme der Fettverbrennung[181].

Auch Leistungssportler profitieren von Coenzym Q10

Die in den Anfängen der Coenzym-Q10-Forschung durchgeführten Studien bei Leistungssportlern zeigten häufig enttäuschende Resultate, wenn Mengen um die 100 mg Coenzym Q10 getestet wurden[19,68,174]. Erst als man dazu überging, die Menge bei Leistungssportlern zu erhöhen, kamen damit auch die positiven Ergebnisse. So konnte bei Kendo-Athleten gezeigt werden, dass mit 300 mg Coenzym Q10 über 20 Tage die unvermeidbaren Mikroverletzungen beim Training gegenüber einem Scheinpräparat signifikant verringert werden konnten[85]. Gleichermaßen zeigte sich in einer anderen Untersuchung, dass 300 mg Coenzym Q10 gegenüber Placebo und selbst im Vergleich zu 100 mg ein besseres Ergebnis bringt, indem die sportlich Aktiven weniger erschöpft waren[112].

Info

Beim Sport sollte man darauf achten, den Körper nicht dauernd zu Höchstleistungen zu treiben. Ständiger körperlicher Druck kann sich in negativen Stress verwandeln. Erholungsphasen sind daher sehr wichtig.

Wer seine Lebensweise von vorwiegend sitzend auf vorwiegend bewegend umstellen will, kann es sich leichter machen, wenn er sein Bewegungsprogramm durch täglich dreimal 30 mg Coenzym Q10 und 500 mg Carnitin ergänzt.

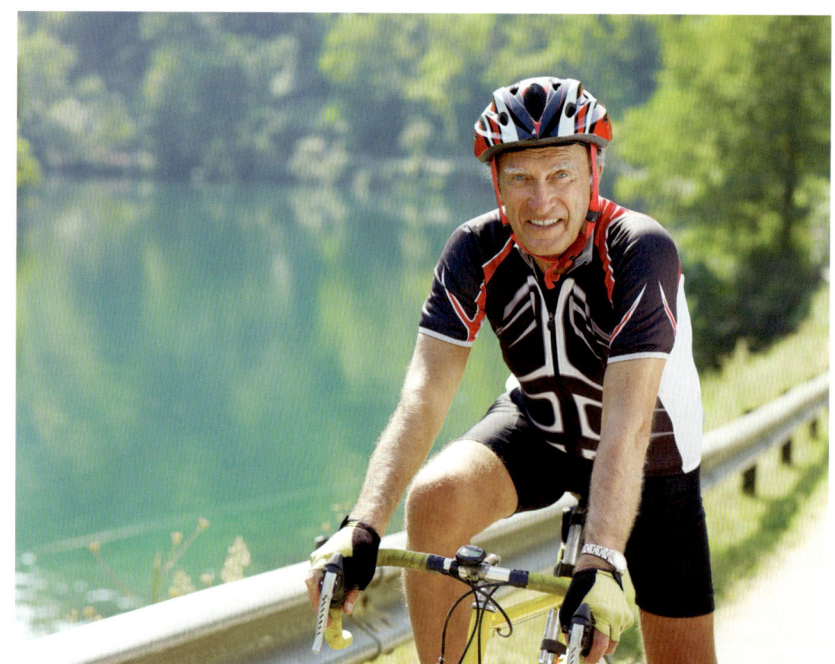

Erhöhter Bedarf bei körperlicher Aktivität

Viel Bewegung steigert die Sauerstoffaufnahme erheblich, vor allem bei Ausdauersportarten. So kann der Sauerstoffverbrauch beispielsweise bei intensiven Aerobic-Übungen in den Beinmuskeln 100-Mal höher werden als im Ruhezustand.

Kurz gesagt:

- Bei sportlichem Training wird bei verstärkter Muskelarbeit mehr Coenzym Q10 benötigt, um die dabei entstehenden freien Radikale neutralisieren zu können.

- Ein ausreichend hoher Coenzym-Q10-Spiegel im Blut sorgt für genügend Energie auch bei Höchstleistungen.

- Auch ohne körperliches Training lässt sich nachweislich die generelle körperliche Leistungsfähigkeit durch eine Coenzym-Q10-Ergänzung steigern.

Sport steigert die Leistungsfähigkeit der Mitochondrien

Wer abnehmen will, der tut gut daran, nicht nur weniger zu essen, sondern sich zusätzlich mehr zu bewegen, um die Fettverbrennung zu beschleunigen. Darüber hinaus kann bereits flottes Spazieren gehen zusätzlich zur Einschränkung der Nahrungsaufnahme die Mitochondrien aktivieren. Sie reagieren auf die gesteigerte Muskeltätigkeit mit einer Vermehrung ihrer inneren Membranoberfläche, sodass sie ihre Kapazität zur Energieproduktion steigern können[110]. Auf diese Weise können wir uns besser und länger bewegen, bevor wir müde werden, und damit in den positiven Kreislauf eintreten, der sich uns durch die körperliche Aktivität öffnet.

Auch wenn es schwerfällt und sich tausend Ausreden dafür finden, warum man sich nicht bewegen kann, lässt sich doch fast immer eine Lösung finden. Selbst für Bettlägerige gibt es eine Pedalvorrichtung, mit der sich im Bett liegend treten lässt, wie auf einem Fahrrad. Wer sich selbst überwindet und anfängt, ist hinterher umso besser drauf. Allseits wird bestätigt, dass man sich nach dem morgendlichen Training sehr wohl fühlt und den Tag mit neuem Schwung und guter Laune beginnt. Wer immer noch mit Müdigkeit zu kämpfen hat, dem ist zu empfehlen, täglich dreimal 30 mg Coenzym Q10 zu ergänzen, um seine Energiegewinnung aus der Fettverbrennung zu optimieren. Wer es geschafft hat, seinen Fleisch- und Wurstkonsum zu reduzieren, der kann durch zusätzlich 500 mg Carnitin in Kapseln den Energieschwung noch steigern. Entscheidend sind die ersten Wochen. Da gilt es durchzuhalten, auch wenn es manchmal schwerfällt. Aber es lohnt sich, denn die Lebensqualität nimmt mit jedem Kilogramm Übergewicht, das verschwindet, zu.

Carnitin kommt vor allem in rotem Fleisch vor und unterstützt als Fetttransport-Protein die Verbrennung von Fett zu Energie. Von daher scheint es sinnvoll gewesen zu sein, dass in früheren sparsamen Zeiten derjenige das größte Stück bekam, der körperlich am meisten arbeiten musste.

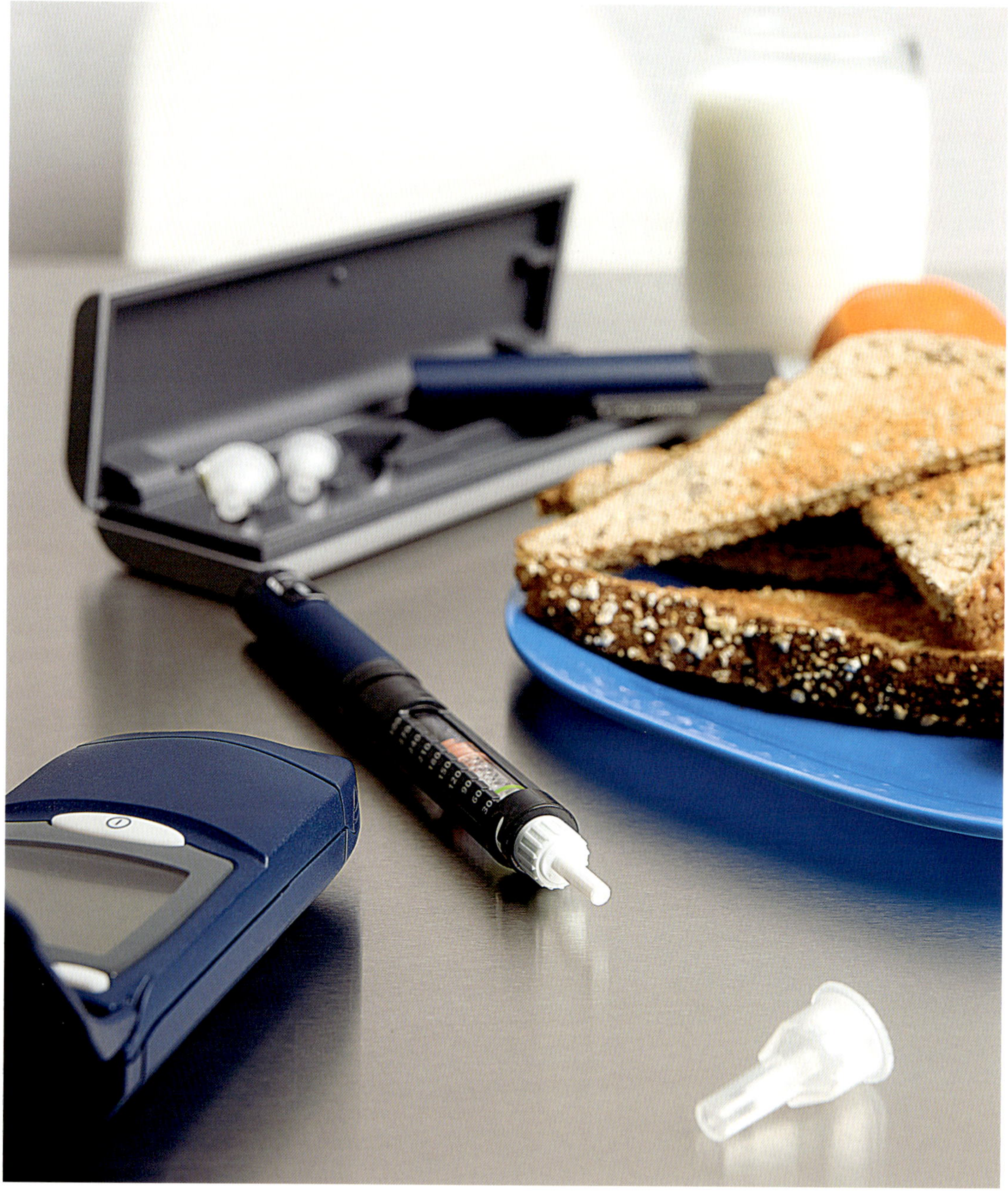

Coenzym Q10 bei Übergewicht und Diabetes

Fettleibigkeit durch Coenzym-Q10-Mangel?

Bei Fettsucht, die u. a. eine Ursache für das Ausbrechen von Diabetes mellitus sein kann, stellte der Wissenschaftler De Leeuw fest, dass sehr viele der von ihm untersuchten stark übergewichtigen Personen einen 50prozentigen Coenzym–Q10–Mangel hatten. Wenn derart unterversorgte, fettsüchtige Patienten neben einer kalorienreduzierten Ernährung drei Monate lang 100 mg Coenzym Q10 am Tag bekamen, nahmen sie durchschnittlich 15,4 kg ab. Versuchsteilnehmer mit normalen Coenzym–Q10–Spiegeln, die die gleiche Coenzym–Q10–Menge verzehrten, verloren nur 5,8 kg.

Achtung

Coenzym Q10 ist kein Wundermittel, um abzunehmen. Die Hinweise, dass Menschen, wenn sie ihre Energiezufuhr erheblich drosseln, mithilfe von Coenzym Q10 mehr abnehmen können als ohne, heißt nicht, dass Coenzym Q10 ohne Änderung der Ernährungsgewohnheiten beim Abnehmen hilft.

Wer abnehmen will, muss umdenken

Seit die Menschen gelernt haben, fettarm zu essen, nehmen sie im Allgemeinen immer mehr an Gewicht zu, Ausnahmen mag es dazu vereinzelt geben. Dies geschieht vermutlich deshalb, weil die Kalorien, die beim Fett eingespart wurden, stattdessen als Kohlenhydrate in Form von mehr Nudeln, Müsli, Kartoffeln, Süßigkeiten und dergleichen aufgenommen werden. Diese Kohlenhydratträger werden aber schnell verdaut und lassen den Insulinspiegel ansteigen. Die Folge ist: Wir werden wieder hungrig und essen erneut. Wer hingegen umgekehrt seine Kohlenhydrate einspart, eher eiweißbetont isst und mit den pflanzlichen Ölen durchaus großzügig umgeht, isst im Tagesverlauf weniger. Bei ausreichend Öl in der Nahrung wird die Magenentleerung verzögert, wir bleiben länger satt. Somit lautet die aktuelle Empfehlung zur Gewichtsabnahme: weniger Kohlenhydrate, viel mehr Ge-

Nur fettarm zu essen, um abzunehmen, genügt nicht. Gleichzeitig muss auch die Menge an Kohlenhydraten stark eingeschränkt werden. Coenzym Q10 kann beim Prozess des Abnehmens helfen, aber nur, wenn gleichzeitig die Lebensgewohnheiten geändert werden.

Info

müse, bei Obst die weniger süßen Früchte bevorzugen. Bei Fleisch sparen, dafür eher Fisch bevorzugen. Bei tierischen Produkten wenig Wurst, dafür eher Eier (keine Angst vor dem Cholesterin), Joghurt, Milch oder Käse, noch besser ist, sich wenigstens einmal pro Woche an pflanzliches Eiweiß in Form von Sojaprodukten wie Sojawürstchen oder Tofu zu gewöhnen. Und wer es schafft, noch einmal pro Woche nach 17 Uhr nicht mehr zu essen, kurbelt seine Fettverbrennung nachts ordentlich an. Mit dieser als »Low-Carb« bezeichneten Ernährungsumstellung halten sich bereits viele Filmstars fit. Und sie bestätigen: Es lässt sich wunderbar damit leben.

Übergewicht und Q10

Die Fettzellen am Bauch bei Übergewichtigen sondern Substanzen ab, die besonders gefährlich für die Bauchspeicheldrüse sind und die Entwicklung von Diabetes fördern. Eine dieser Substanzen ist der Tumor-Nekrose-Faktor-alpha (TNF-alpha). Neueste Studien zeigen nun, dass durch eine Q10-Ergänzung die Produktion dieses Risikofaktors gesenkt wird, wodurch das Diabetes-Risiko für Übergewichtige positiv beeinflusst werden könnte[144].

Auf die pflanzlichen Öle achten!

- Pflanzliche Öle sind in der Ernährung besonders wichtig. Zum Braten eignen sich Rapsöl oder Sojaöl, da diese Öle erhitzbar sind und auch einen Anteil an den guten Omega-3-Fettsäuren haben. Einen besonders hohen Anteil an pflanzlichen Omega-3-Fettsäuren hat Leinöl, das aber nicht erhitzbar ist.

- Öle wie Sonnenblumenöl, Distelöl und auch Maiskeimöl sollten sehr sparsam verwendet werden, da sie einen sehr hohen Anteil an den kritischen Omega-6-Fettsäuren haben, von denen wir zu viel essen. Sie verstecken sich oft in vegetarischen Pasten oder in Öl eingelegtem Gemüse, da vor allem Sonnenblumenöl als preisgünstiges Öl gerne in Fertiglebensmitteln eingesetzt wird.

- Sojaöl ist wegen seines hohen Anteils an Coenzym Q10 noch besonders hervorzuheben.

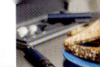

Diabetes mellitus

Zu den drei wichtigsten Wirkungen von Coenzym Q10 gehört neben der Energieübertragung und dem Schutz vor freien Radikalen die Stabilisierung der Membranen. So bietet sich der Verzehr von Coenzym Q10 bei Diabetes mellitus und seinen Spätkomplikationen unterstützend geradezu an.

Die Anzahl an Personen, die an Diabetes mellitus Typ II erkranken, nimmt beständig zu. Vor allem wird er auch schon bei übergewichtigen Kindern und Jugendlichen festgestellt, was mit unserer Überernährung zusammenhängt. Denn dieser Typ von Zuckerkrankheit entwickelt sich dann, wenn die Bauspeicheldrüse als Organ ermüdet und den Bedarf an Insulin für unsere kohlenhydratreiche Ernährung nicht mehr ausreichend decken kann. In der Vorphase kommt es zunächst zu einer sogenannten Insulinresistenz der Rezeptoren, das sind Andockstellen an den Zellwänden, an denen das Insulin andockt, um dadurch das Signal für den Einlass von Zucker in die Zellen auszulösen. Dieser nachlassenden Ansprechbarkeit der Rezeptoren entgegnet die Bauchspeicheldrüse mit einer vermehrten Produktion von Insulin, was unter anderem nicht nur unsere Fettverbrennung hemmt, sondern uns auch hungrig macht. Wir befinden uns in einem Teufelskreis, der bei weiterer Gewichtszunahme in die Zuckerkrankheit übergeht. In diesem Stadium steigt unser Risiko für Herz–Kreislauf–Erkrankungen wie Herzinfarkt und Schlaganfall deutlich an, bedingt vor allem durch eine beschleunigte Verkalkung der Gefäße.

Der Coenzym-Q10-Spiegel bei Diabetikern

Da die Zuckerkrankheit eine Erkrankung des Stoffwechsels ist, ist sie unvermeidbar mit einem erhöhten Anfluten von Radikalen verbunden, was auch durch entsprechende Untersuchungen bestätigt werden konnte. So steigt als Folge davon das Malondialdehyd in den Blutplättchen und im Blutplasma an, was als Marker für Stress auf der Zellebene gilt. Infolgedessen sinken auch die Coenzym–Q10–Werte im Blut so dass die Radikale noch mehr Schäden anrichten können. Das aktive Coenzym Q10, das Ubiquinol, ist einer der wichtigsten Radikalfänger der Zelle, der bei Ausübung dieser Funktion verbraucht wird. Je schlechter die Zuckerwerte im Blut sind, desto niedriger ist das Coen-

Wissenschaftler fanden heraus, dass bei Diabetikern die Fähigkeit, freie Radikale abzuwehren, oft deutlich herabgesetzt war, obwohl die Plasmaspiegel an Vitamin C und E ausreichend hoch waren – ein Hinweis für die besondere und auch wichtige Bedeutung von Coenzym Q10.

Info

Für eine gesunde Ernährung ist es wichtig zu lernen, die Zutatenliste auf den Lebensmitteln zu lesen, bevor diese in den Einkaufswagen wandern.

Der Diabetes mellitus Typ II ist eine sogenannte Wohlstandserkrankung, die i. d. R. durch Übergewicht entsteht. Manchmal entsteht die Zuckerkrankheit vom Typ II auch bei Normalgewichtigen durch hohe Cortisonspiegel, die mit einem hohen Stresspotential einhergehen.

zym Q10. Der erhöhte oxidative Stress, der u. a. auch für die Entwicklung von Spätschäden verantwortlich gemacht wird, führt somit bei Diabetikern gleichzeitig zu Defiziten bei der Energieversorgung, für die ja nun nicht mehr genug Coenzym Q10 bereitsteht. Es ist schon lange bekannt, dass ein Teil der Spätfolgen von Diabetes mellitus auf freie Radikale zurückzuführen ist. Eine weitere Belastung entsteht durch die vermehrte Bildung von verzuckertem Blutfarbstoff in den roten Blutkörperchen, wodurch diese versteifen und sich kaum noch durch die kleinsten Blutgefäße, die Kapillaren, hindurchzwängen können. Eine Verschlechterung der Mikro–Durchblutung ist die Folge.

Wie sich niedrige Coenzym-Q10-Speicher wieder auffüllen lassen

Werden Diabetikern täglich 2 mal 100 mg Coenzym Q10 verabreicht,

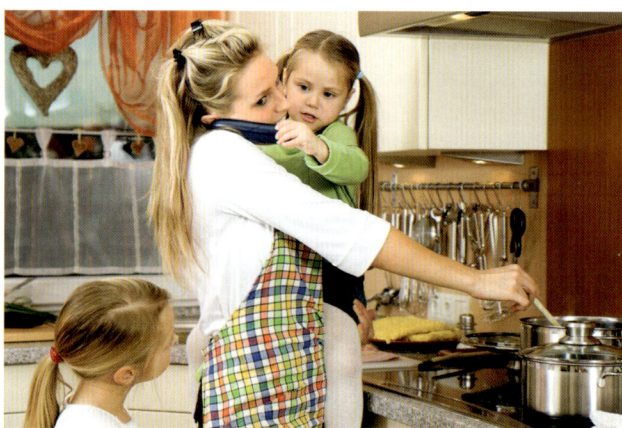

dann steigen dadurch die Werte im Blut wieder an[37]. Dies schlägt sich auch in einer besseren Funktion, d. h. einer verbesserten Elastizität der Blutgefäße nieder, die bei Gabe einer gleichen Menge an Coenzym Q10 nach 12 Wochen signifikant besser war als unter einem Scheinpräparat. Die Gefäße waren nach drei Monaten Q10 elastischer und damit besser funktionsfähig[169].

Alle Menschen in verantwortlichen Positionen, auch »Managerinnen« der Familie, betreiben oft Raubbau mit ihren Kräften. Neben einer Änderung der chronischen Überbelastung kann Coenzym Q10 helfen, den Vitalitätsabfall zu vermeiden.

Da Diabetiker oftmals auch hohe Cholesterinwerte haben, werden sie mit Statinen behandelt, die aber nicht nur das Cholesterin senken, sondern auch das Coenzym Q10. Deshalb ist diese Behandlung gerade bei Diabetikern ein zweischneidiges Schwert. Dies ließ sich zumindest zum Teil entschärfen, indem den Patienten zusätzlich täglich 200 mg Coenzym Q10 unterstützend verabreicht wurde. Damit konnte erreicht werden, dass sich die unter alleiniger Statintherapie verschlechterte Elastizität der Blutgefäße wieder verbesserte[53]. Vermutlich ist es diese positive Wirkung auf die Blutgefäße, die in einer anderen Studie dazu geführt hat, dass es bei Zuckerkranken unter der Ergänzung von täglich 200 mg Coenzym Q10 zu einem leichten Abfall des erhöhten Blutdrucks kam[59].

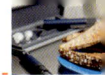

Bessere Wirkung von QH bei Diabetes

Bei Diabetes mellitus ist der Rückgang von QH im Blut abhängig vom Blutzuckergehalt: Je höher der Blutzucker steigt, umso höher steigt der Stress für den Körper an und umso stärker sinkt der QH–Gehalt im Blut.

Blutzucker (mmol/l)	≤ 5,5	5,6 –6,9	≥ 7,0
	Normaler Blutzucker	*Glucose-Intoleranz*	*Typ II* Diabetes
QH Plasmagehalt (%) männlich	93	43 *	24 *
QH Plasmagehalt (%) weiblich	95	41 *	29 *

* p=0.001 Quelle: Lim et al. Diabet Med 23 (12): 1344-9, 2006

Die Gabe von 200 mg Coenzym Q10 konnte den QH–Anteil im Blut nicht erhöhen. Anscheinend ist bei Diabetikern auch die Umwandlung des Q10 in QH in den Darmepithelzellen stark beeinträchtigt.

Diabetiker + Q10	Scheinpräparat	Q10 Gruppe: 200 mg Q10 pro Tag über 12 Wochen
QH Plasmagehalt (%) (Normal 93–95%)	38	45

Quelle: Lim et al. Atherosclerosis 196(2): 966-9, 2008

Auch bei Diabetikern ist eine QH–Ergänzung sinnvoll, da der Körper das Q10 nicht mehr in QH umwandeln muss.

Kurz gesagt:

- Zuckerkranke haben häufig erhöhte Cholesterinwerte, die mit Statinen behandelt werden. Diese wirken sich jedoch leider ungünstig auf den Coenzym–Q10–Spiegel aus.

- Unter den Statinen kann die Funktion der Blutgefäße schlechter werden, was sich durch täglichen Verzehr von 200 mg Coenzym Q10 ausgleichen lässt.

Info

Eine Zuckerkrankheit vom Typ II kann meistens durch Gewichtsabnahme und mehr Bewegung in der Entwicklung verzögert oder sogar wieder rückgängig gemacht werden. Wer bei Normalgewicht und trotz Sport eine Insulinresistenz und daraufhin einen Diabetes entwickelt hat, muss versuchen, seinen Stress als eine wichtige Ursache abzubauen.

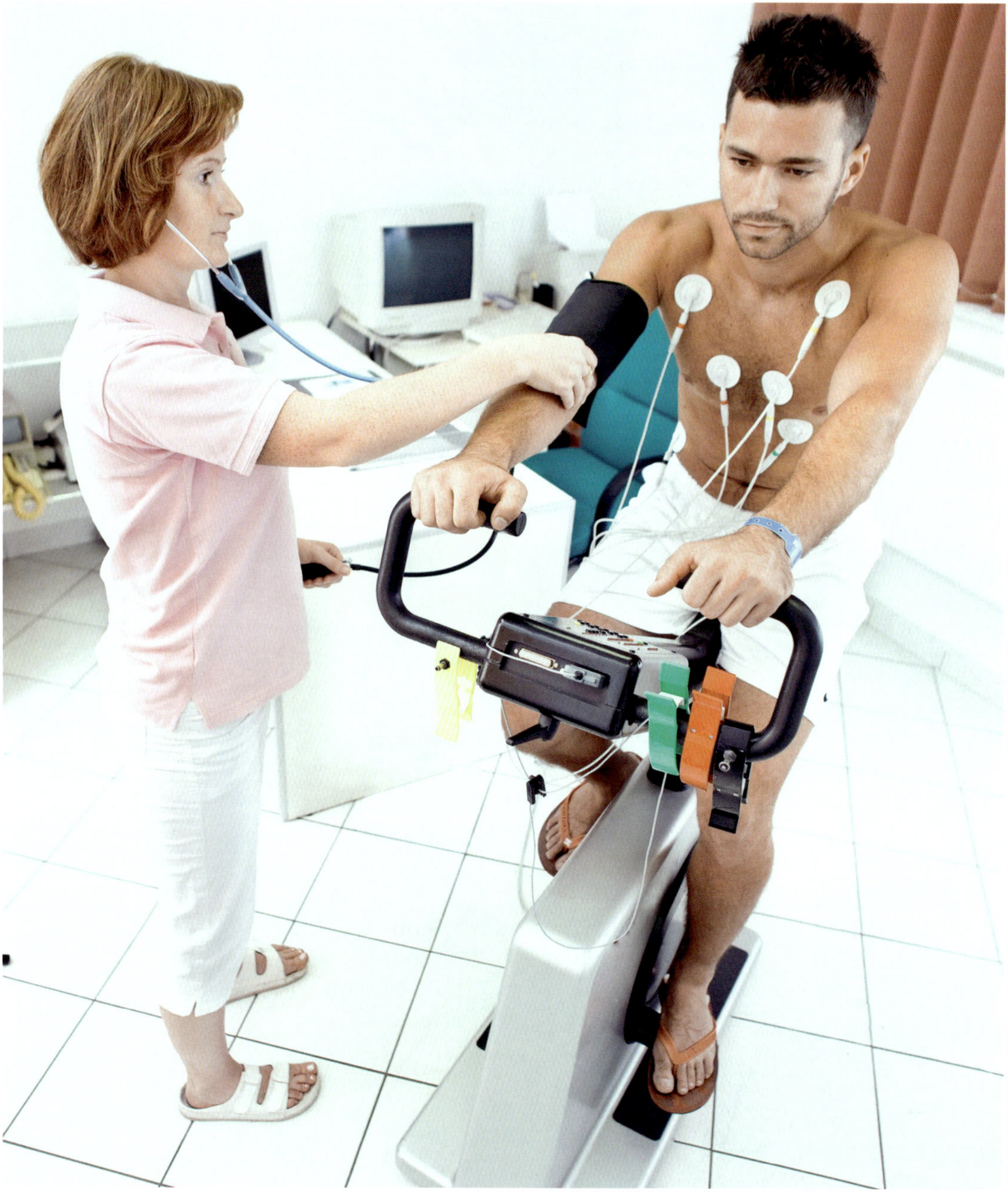

Coenzym Q10: das Herz

Wenn das Herz seine Leistungsfähigkeit verliert

Als Folge des natürlichen Alterungsprozesses verliert unser Herz immer mehr an Leistungsfähigkeit. Wie zuvor schon beschrieben, sinkt der Q10–Gehalt des Herzens mit zunehmendem Alter immer weiter ab und damit auch die Fähigkeit des Herzens, Energie (ATP) zu produzieren. Nährstoffe wie das Q10 wurden früher als Herzvitamin bezeichnet – aufgrund der enormen Bedeutung für das Herz. L–Carnitin und Q10–Gaben haben gezeigt, dass sie die ATP–Produktion im Herzen erhalten und sogar wieder steigern können.

Wird das Herz immer schwächer, so sinkt auch das Pumpvolumen – die Auswurffraktion des Herzens – unter einen kritischen Wert, sodass der gesamte Körper in Mitleidenschaft gezogen wird.

Als Herzschwäche oder Herzinsuffizienz wird ein Zustand bezeichnet, bei dem das Herz zu schwach ist, die vom Körper bzw. von den Organen benötigte Menge an Blut zu pumpen. Dies ist ein sehr gefährlicher Zustand, weil dadurch auch andere Organe, die besonders von der Pumpleistung abhängig sind, wie vor allem die Nieren, in Mitleidenschaft gezogen werden. Die Patienten sind wenig leistungsfähig und deutlich in ihrer Lebensqualität eingeschränkt.

Coenzym Q10 wurde früher wegen seiner erstaunlich positiven Wirkung auf das Herz auch Herzvitamin genannt. Die Fähigkeit der Herzmuskelzellen, Energie zu produzieren, nimmt mit zunehmendem Alter ab; Q10-Gaben können dieser Entwicklung entgegenwirken und so das Herz stärken.

Eine interessante Ergänzung bei Herzschwäche

Bei dieser Herzerkrankung werden meist sehr niedrige Plasmaspiegel an Coenzym Q10 gemessen, im Durchschnitt sind es nur 0,68 mg pro Liter. Dabei ließ sich zeigen, dass die Überlebenschance umso schlechter war, je niedriger dieser Plasmawert war[113]. Als kritisch werden Plasmawerte unter 0,25 mg pro Liter angesehen. In diesem Stadium ist die Resorption von Coenzym Q10 stark verschlechtert, bedingt durch Ödeme der Darmschleimhaut. Um dann noch Q10 in den Körper aufnehmen zu können, müssen sehr hohe Mengen Q10 verabreicht werden, um die Plasmaspiegel anzuheben. So gelang es mit 450 mg Coenzym Q10 nur, auf Plasmawerte von 1,6 mg pro Liter zu kommen.

In einer Studie, die von Prof. Langsjoen durchgeführt wurde, konnte er nachweisen, dass die Gabe von Ubiquinol (QH) seinen schwerkranken Herzpatienten eine deutliche Besserung brachte.

Werden hingegen den Patienten 580 mg Ubiquinol (QH) verabreicht, dann steigen die Plasmaspiegel auf 6,5 mg/l, was sich in einer dramatischen Verbesserung der Herzleistung zeigte[99]. Eine interessante Ergänzung ist noch die Kombination mit Carnitin, das zusätzlich das Coenzym Q10 sinnvoll unterstützen kann. Wurden täglich 2.250 mg Carnitin mit 270 mg Ubiquinol verabreicht, dann steigerte dies die Lebensqualität der Patienten signifikant[89]. Dies bestätigen auch ältere Studien, die den Nutzen einer Ergänzung der üblichen medikamentösen Therapie mit Coenzym Q10 über eine Verbesserung des klinischen Bildes zeigen konnten – und das bei auch noch bester Verträglichkeit[4,7,8,11,91,114,115,116,119]. Wenn die Plasmawerte an Coenzym Q10 nicht auf 2,5 mg/l angehoben werden können, dann reicht es scheinbar nicht aus, messbare Verbesserungen der Herzleistung zu erreichen[80].

Bessere Wirkung von QH bei Herzschwäche

In einer Studie, die im Jahr 2008 veröffentlicht wurde, behandelte Dr. Langsjoen eine Reihe von Patienten mit Herzschwäche mit konventionellem Q10[99]. Dabei handelte es sich durchweg um Patienten mit sehr schwerer Herzschwäche. Die Patienten erhielten zunächst 150 bis 600 mg Q10 pro Tag. Jedoch zeigte sich bei diesen Patienten keine ausreichende Besserung. Nachdem Dr. Langsjoen diese Patienten auf QH umgestellt hatte, stieg der QH-Spiegel im Blut bei allen Patienten um das Drei- bis Fünffache an und brachte bei allen Patienten spürbare Verbesserungen. Das Pumpvolumen des Herzens konnte bei den meisten verbessert werden.

Aufgrund dieser Erfahrung erhalten heute alle Patienten von Dr. Langsjoen, die an Herzschwäche leiden, sofort 450 bis 600 mg QH. Dr. Langsjoen konnte sich aufgrund seiner positiven Erfahrungen mit QH bei Herzpatienten so sehr für das Thema begeistern, dass er schon viele Studien mit QH durchgeführt und ca. 20 wissenschaftliche Publikationen zu QH veröffentlicht hat. Er ist weltweit einer der führenden QH-Wissenschaftler.

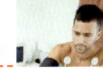

Bei Angina pectoris wird die Leistungsfähigkeit verbessert

Ein anfallsartig auftretendes Engegefühl in der Brust wird als Angina pectoris bezeichnet. Dabei kommt es zu einer vorübergehenden Minderversorgung von Teilen des Herzmuskels. Meist sind eine oder mehrere verengte Herzkranzgefäße die Ursache. Kommt es aus verschiedenen Gründen zu einer Überbeanspruchung des Herzmuskels, dann reicht die in Ruhesituationen noch angemessene Durchblutung des Herzmuskels jetzt nicht mehr aus. Eine Sauerstoffnot ist die Folge und äußert sich in Schmerzen. Bei diesen Patienten wurden unter Studienbedingungen täglich 150 bis 300 mg Q10 verabreicht, was bereits nach zwei Wochen zu einer deutlichen Verlängerung der Belastungsdauer gegenüber einem Scheinpräparat führte. Die Plasmaspiegel an Coenzym Q10 stiegen hier im Schnitt auf 2,2 mg/l, wobei die Leistungsfähigkeit der Patienten umso besser wurde, je höher die Plasmaspiegel waren.[74,164]

Auch bei Erkrankungen des Herzmuskels (Kardiomyopathien) hilft Coenzym Q10

Kardiomyopathien sind meist angeborene, bisweilen auch erworbene Erkrankungen des Herzmuskels, die mit Funktionsstörungen einhergehen und häufig eine Vergrößerung oder Erweiterung der Herzkammern verursachen. Sie führen oft zu einer fortschreitenden Behinderung durch Herzschwäche und schließlich zum Tod.

Indem die ausreichende Energieversorgung des Herzmuskels lebensnotwendig ist und diese Energie in den Mitochondrien erzeugt wird, hat jede Herzmuskelzelle etwa 2.000 von diesen Minikraftwerken. Der Herzmuskel ist deshalb in ganz besonderer Weise abhängig von Coenzym Q10.

So können bereits Kinder an angeborenen Erkrankungen des Herzmuskels leiden. Bei diesen kleinen Patienten gelang es, durch tägliche Gabe von 0,6 mg Coenzym Q10 pro Kilogramm Körpergewicht über neun Monate die Herzfunktion deutlich zu verbessern, obwohl die Kinder die Standardmedikamente weiter erhalten haben. Die Kinder waren 0,6 bis 13,6 Jahre alt – im Durchschnitt 4,4 Jahre[156]. Gelingt es bei Erwachsenen, die Plasmawerte für Coenzym Q10 auf mindestens 2,5 mg pro Liter oder höher anzuheben, dann wird die Funktion des Herzmuskels in der Regel besser[46,93,94,95].

> Auch bei Kleinkindern, die schon an Herzschwäche litten, konnte durch die tägliche Verabreichung von 0,6 mg Coenzym Q10 pro Kilogramm Körpergewicht nach einem dreiviertel Jahr die Herzfunktion verbessert werden.

69

Positive Wirkung von Coenzym Q10 bei Herzinfarkt

Bei einem Herzinfarkt sterben Teile des Herzmuskels ab, weil die Blut-
versorgung unterbrochen wurde. Die Ursache ist in der Regel ein akuter
Verschluss eines Herzkranzgefäßes durch einen Blut- und Fettpropfen,
der sich von der Gefäßwand losgelöst hat und weitergespült wurde, bis
er irgendwann hängenblieb und das Gefäß verstopfte. Daraufhin kann
der Bereich des Herzmuskels, der von diesem Gefäßabschnitt versorgt
wird, nicht mehr mit Sauerstoff versorgt werden und stirbt unter
Schmerzen ab. Typisch ist der Schmerzcharakter, der als lebensbedroh-
lich beschrieben wird. Er kann im Brustbereich direkt über dem Brust-
bein auftreten und in die Schultern, Arme, in den Unterkiefer und den
Oberbauch ausstrahlen. Er wird oft von Schweißausbrüchen, Übelkeit
und manchmal auch von Erbrechen begleitet. Im Gegensatz zum An-
gina-pectoris-Anfall kommt es beim Herzinfarkt immer zu einem Absterben eines Teils des Herzmuskels. Je nach Größe kann er tödlich sein.

Erstaunlich positive Wirkungen durch die Gabe von Coenzym Q10 erlebten auch Patienten nach einem Herzinfarkt oder solche, die sich einer Herzoperation unterziehen mussten.

Wenn Patienten nach einem Herzinfarkt täglich 120 mg Coenzym Q10
bekommen, dann sinken die Marker für oxidativen Stress wie zum
Beispiel das Malondialdehyd signifikant besser als unter einem
Scheinpräparat[151,155]. Besonders deutlich wird die positive Wirkung von
Coenzym Q10 unter einer Hypothermie. Dieses Verfahren wird nach
einer erfolgreichen Wiederbelebung angewendet, um den Organismus
zu entlasten. Werden anfangs dreimal täglich 250 mg, später 150 mg
über eine Nasensonde drei Monate lang verabreicht, dann kann die
Drei-Monats-Überlebensrate signifikant auf 68 Prozent gesteigert werden, gegenüber nur 29 Prozent unter einem Scheinpräparat[52].

Herzoperationen und Coenzym Q10

Herzoperationen stellen eine besondere Belastung des Herzens dar, da
der Herzschlag angehalten werden muss und eine Maschine die Funktion des Herzens übernimmt. In dieser Phase ist das Herz besonders
anfällig gegenüber dem oxidativen Zell-Stress. Um das Herz ausreichend mit Antioxidantien zu versorgen, wurden 7 bis 14 Tage vor der
Operation täglich 150 bis 300 mg Coenzym Q10 gegeben. Damit ließ
sich durchweg eine Verbesserung der Funktion erreichen, sei es, dass
das Auftreten einer Arrhythmie reduziert werden konnte[107] oder die
Marker für oxidativen Stress zurückgingen[24,25,65,138,160]. Wird Coenzym

Q10 erst 12 Stunden vor der Operation gegeben, dann scheint es nicht mehr ausreichend wirken zu können[159].

Coenzym Q10 und Cholesterin

Die übersichtliche Darstellung (Seite 72) zeigt, wie in unserem Körper sowohl das Cholesterin als auch das Coenzym Q10 gebildet werden. Es ist eindeutig erkennbar, dass die Synthese ein Stück gemeinsam läuft.

Cholesterin und Coenzym Q10 haben die gleiche Wurzel

Bestimmte Medikamente zur Senkung des Cholesterinspiegels, die so–genannten Statine, hemmen diese Synthese an der Stelle, wo die Me-valonsäure gebildet wird, und damit hemmen sie gleichzeitig den Grundstoff, aus dem das Coenzym Q10 entsteht[30,31]. Wenn in Studien nachgewiesen wird, dass die Statine das Cholesterin senken, das im Körper selbst gebildet wird, dann muss zwangsweise auch die Bildung von Coenzym Q10 gehemmt werden, sonst würde dieser weltweit in der Wissenschaft akzeptierte Syntheseweg nicht stimmen, was sehr unwahrscheinlich ist.

Wenn Medikamente das Coenzym Q10 absenken

Statine sind heute die Mittel der ersten Wahl zur Cholesterinsenkung. Sie hemmen die körpereigene Produktion von Cholesterin in der Leber. Kritisch ist: Coenzym Q10 und Cholesterin haben bei ihrer Her-stellung in der Leber gleiche Wege und Vorläufer. Bei einer Blockade der Cholesterinsynthese durch Statine wird ein Enzym gehemmt, das gleichermaßen zur Bildung von Coenzym Q10 gebraucht wird, sodass unter Statineinnahme ein erhöhter Bedarf an Coenzym Q10 aus Nah-rungsquellen besteht, da die körpereigene Produktion gehemmt wird. Dennoch liegt eine Studie vor, die im Ergebnis unter einem bestimm-ten Statin, dem Pravastatin, keine Senkung des Coenzym–Q10–Plasma-wertes gefunden hat, was an 12 Patienten über 4 Wochen untersucht worden war[14]. In nahezu allen anderen Studien konnte hingegen neben der Senkung des Cholesterins auch die Senkung des Coenzym Q10 gemessen werden. Als Begründung für die Senkung von Q10 füh-ren einige Wissenschaftler aber nicht die Hemmung der Bildung von Q10 an, sondern argumentieren damit, dass Coenzym Q10 im Blut in den Cholesterinpartikelchen transportiert wird. Dies ist kaum anders

Bestimmte Medika-mente zur Senkung des Cholesterinspiegels (Statine) können auch die Bildung von Coenzym Q10 hemmen.

71

möglich, weil Coenzym Q10 nur in Fett und nicht in Wasser löslich ist. Also braucht es einen Transporter, damit es im Blut schwimmen und weiterbefördert werden kann. Dazu nutzt es die relativ großvolumigen, kugelartigen LDL– und HDL–Cholesterinteilchen, deren wasserliebende Bestandteile nach außen zeigen und die fettliebenden nach innen. Wenn nun die Cholesterinspiegel im Blut sinken – so die Argumente – dann sinken deshalb auch die Coenzym–Q10–Spiegel. Dies mag in einigen Studien der Fall gewesen sein. Es gibt aber andererseits auch Belege dafür, dass, wenn die Cholesterinspiegel im Blut mit anderen Medikamenten (Ezetimib) gesenkt werden, die Plasmaspiegel von Coenzym Q10 dennoch unverändert bleiben, so zumindest hat es die Arzneimittelkommission der deutschen Ärzteschaft nachweisen können[10]. Auch findet sich eine Fülle weiterer Studien, deren Ergebnisse die Schlussfolgerung zulassen, dass der Abfall der Coenzym–Q10–Werte im Blut nicht allein aus dem Abfall der LDL–Cholesterinspiegel (»schlechtes Cholesterin«) zu erklären ist[6,44,50,87,90,105,106,111,117,128,130,131,149,158].

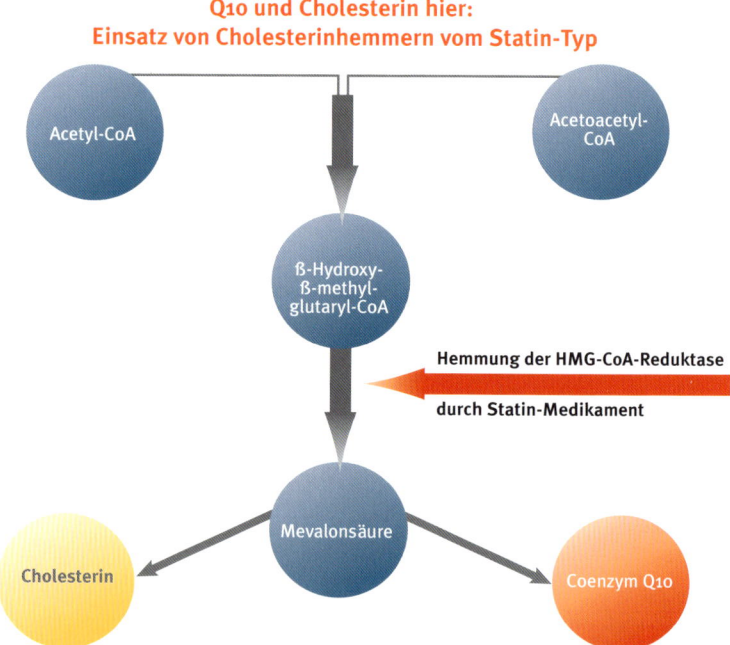

Q10 und Cholesterin hier:
Einsatz von Cholesterinhemmern vom Statin-Typ

Acetyl-CoA

Acetoacetyl-CoA

ß-Hydroxy-ß-methyl-glutaryl-CoA

Hemmung der HMG-CoA-Reduktase

durch Statin-Medikament

Mevalonsäure

Cholesterin

Coenzym Q10

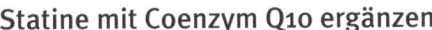
Statine mit Coenzym Q10 ergänzen

Von besonderem Interesse ist deshalb die naheliegende Frage, ob sich der Abfall des Coenzym–Q10–Spiegels wieder durch separate Gabe von Coenzym Q10 anheben lässt. Dazu gab man mit Statinen behandelten Patienten vier Wochen lang vor einer Bypass–Operation zusätzlich 150 mg Coenzym Q10 pro Tag. Während der Operation wurden Gewebeproben entnommen, unter anderem vom Herzmuskel. Die Coenzym–Q10–Spiegel waren im Blut und vor allem im Herzmuskel signifikant angestiegen, was bei Patienten unter alleiniger Statinbehandlung ohne Q10 nicht der Fall war[77]. Auch durch Verzehr von unter 100 mg Coenzym Q10 stiegen die Plasmawerte in einer anderen Studie messbar an[6]. Bei mit Statinen behandelten Zuckerkranken vom Typ II konnte der Blutwert von Coenzym Q10 von 0,87 mg pro Liter auf 1,47 mg durch die zusätzliche Verabreichung von Coenzym Q10 gesteigert werden[111]. Auch konnte ein positiver Effekt auf die Herzleistung durch Ergänzung von Coenzym Q10 in einer anderen Studie bei Patienten erreicht werden, deren Herzleistung durch die Statinbehandlung vorher verschlechtert worden war[149]. Man fand einen weiteren positiven Effekt von Coenzym Q10 auf die Innenwand der Blutgefäße: Wenn diese Innenwand nicht mehr richtig funktioniert, was als »endotheliale Dysfunktion« bezeichnet wird, dann gilt dies als der Beginn der Gefäßverkalkung[53,87].

Wenn sich bei Patienten die Herzleistung durch eine Statinbehandlung verschlechtert hatte, konnte dies durch den Verzehr von Coenzym Q10 gebessert werden.

Muskelschmerzen und Demenz unter Statinen?

Eine weitere sehr unangenehme Nebenwirkung der Statine sind Muskelschmerzen, die etwa bei jedem zehnten Patienten zum Abbruch der Behandlung führen[129]. Bislang wenig beachtet wurden unerwünschte Wirkungen auf die geistige Leistungsfähigkeit. Positiv scheint zu sein, dass diese ungünstige Wirkung wieder nachlässt, wenn die Statinbehandlung gestoppt wird. Auffallend war, dass dies sogar bei Patienten der Fall war, deren Diagnose Demenz oder Alzheimer lautete. Dort konnten die Ärzte die Diagnose wieder zurückziehen, nachdem sie die Statinbehandlung gestoppt hatten. Durch intensive Beobachtung von insgesamt 171 betroffenen Patienten mit Behandlungsstopp und erneuter Wiederaufnahme der Statinbehandlung bis zum Auftreten der Symptome konnte eindeutig der Zusammenhang mit der Statintherapie erkannt werden[40].

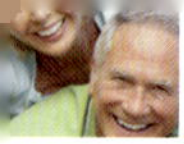

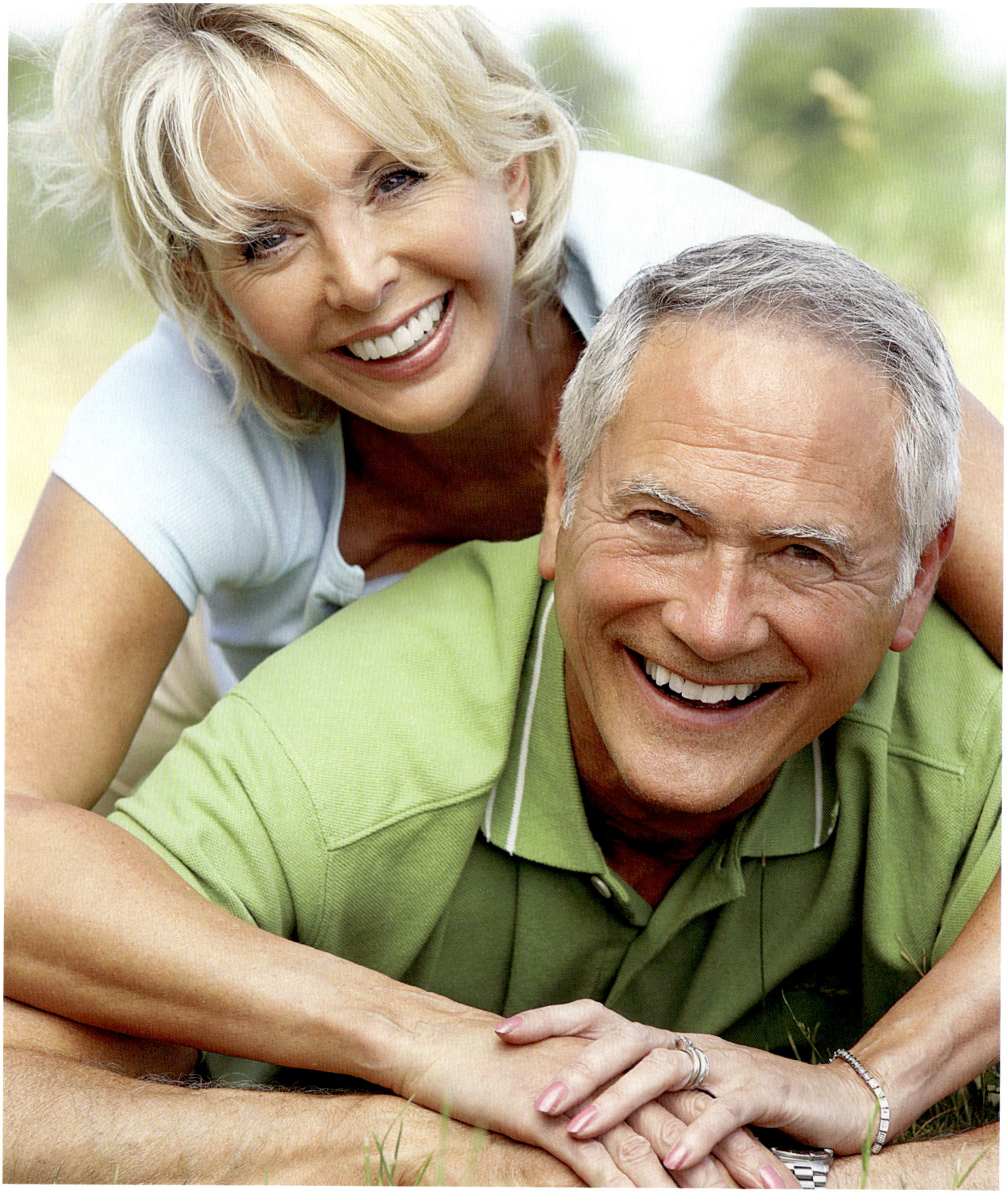

Dank Q10 und QH
mehr Lebensqualität im Alter

Altersbedingt nehmen die Coenzym–Q10–Konzentrationen ab dem Alter von 40 Jahren in allen Körpergeweben ab. Die mit einer durchschnittlichen Ernährung zugeführten 3 bis 5 mg Coenyzm Q10 reichen mit zunehmendem Alter bei Weitem nicht aus, um einen relevanten Beitrag zum täglichen Turnover von 500 mg zu leisten[156]. Dies hängt auch damit zusammen, dass wir uns heute anders ernähren als unsere Vorfahren und körperlich zu wenig aktiv sind, um die Lebensmittelmengen, die man für die ausreichende Q10–Zufuhr braucht, ohne Risiko für eine Gewichtszunahme verzehren zu können.

Mit Coenzym Q10 dem Alter ein Schnippchen schlagen

Es klingt nahezu unglaublich, aber die Daten sprechen für sich: Es sieht so aus, als ob der menschliche Organismus in der Lage ist, sich innerhalb gewisser Grenzen wieder in Richtung mehr Jugendlichkeit zu bewegen, das heißt wieder jünger zu werden. Gemessen wurde dies an der Oberschenkelmuskulatur von älteren Patienten, bei denen ein operativer Ersatz des Hüftgelenks geplant war. Vor der Operation bekamen sie vier Wochen lang täglich entweder 300 mg Coenzym Q10 oder ein Placebo. Beide Gruppen waren altersmäßig vergleichbar. Während der Hüftoperation wurde eine Gewebeprobe der Oberschenkelmuskulatur entnommen und untersucht. Da den Untersuchern ebenfalls unbekannt war, welcher Patient welches Präparat bekam, war das Ergebnis am Ende umso erstaunlicher. Unter der vierwöchigen Ergänzung der Nahrung mit Coenzym Q10 hatten sich im Vergleich zum Placebo signifikant mehr Muskelfasern vom Typ IIb (schnelle Fasern) gebildet bei gleichzeitigem Rückgang der langsamen Typ–I–Muskelfasern. Diese Zusammensetzung der Muskelfasern wird generell eher bei jungen Personen gefunden. Somit konnte mit dieser sehr präzisen Methode nachgewiesen werden, dass unser Organismus bereits in einem Monat in der Lage ist, sich nachprüfbar zu regenerieren in Richtung mehr Jugendlichkeit, zumindest was seine Muskulatur und damit seine körperliche Leistungsfähigkeit angeht[102].

Die Leistungsfähigkeit von Älteren kann sich durch die Gabe von Coenzym Q10 schon nach einem Monat steigern, das gilt gleichermaßen für die Muskulatur, die durch mehr Energie gestärkt wird.

Radikale lassen uns schneller altern

Es gibt viele Theorien, warum unser Körper altert. Vermutlich ist nicht nur eine richtig, sondern vielmehr scheinen mehrere Gründe zusammenzuwirken, die in unterschiedlichem Maße Einfluss nehmen.

Nach wie vor wird am meisten das Radikalenmodell favorisiert. Demnach spielt für die Geschwindigkeit des Alterungsprozesses eine besonders wichtige Rolle, ob wir so leben, dass wir eine deutlich gesteigerte Produktion an Radikalen haben, wie sie zum Beispiel durch Stress oder auch durch Rauchen entstehen, oft gekoppelt mit Fast-Food–Ernährung, oder ob wir eine ausgeglichene Lebensweise verfolgen, bei der wir auch noch Zeit haben, uns dem Genuss einer ausgewogenen und gesunden Ernährung bei einem Gläschen Wein hinzugeben. Letzteres wird wohl in den seltensten Fällen verwirklicht, da unsere westlich orientierte Kultur und Lebensweise dies nahezu unmöglich macht, zumindest solange man Verantwortung trägt, sei es für das Wohl von Familie, Eltern oder Kindern. Und dennoch schaffen es unsere körpereigenen Reparaturmechanismen, geschätzt etwa 10.000 DNA–Schäden pro Zelle und pro Tag zu reparieren. Verständlich, dass dies nicht immer ohne Fehler abläuft, vor allem wenn Stress im Spiel ist. Wichtig sind in diesem Fall auch die Mitochondrien, da sie die Energie in dem Maße produzieren müssen, wie sie insbesondere für die Reparaturvorgänge gebraucht wird[175].

Weitere Ursache: Überernährung

Als weitere Ursache des zu schnellen Alterns wird eine Überernährung gesehen, die den Körper in beständigen Stress versetzt. Letztlich muss unsere Nahrung ja zu Energie verbrannt werden, was wiederum einen Anstieg der Produktion an Radikalen zur Folge hat. Einfacher gesagt, je mehr wir essen, umso mehr Radikale erzeugen wir und umso rascher altern wir. Bei vielen Tieren führt eine Reduktion der Kalorienaufnahme zu einer Verlängerung der Lebensdauer. Ratten, welche kalorienarm gefüttert werden, leben zum Beispiel doppelt so lange wie Ratten, die so viel fressen durften, wie sie wollten.

Japaner essen im Verhältnis zu ihrem Körpergewicht durchschnittlich 20 Prozent weniger als Europäer. Auf der japanischen Insel Okinawa essen die Menschen noch einmal 20 Prozent weniger als der durch–

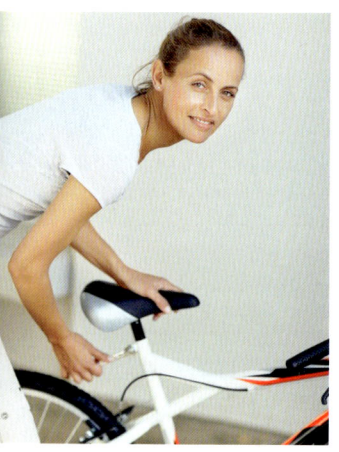

Fangen Sie lieber heute als morgen mit der Vorbeugung gegen Herz-Kreislauf-Erkrankungen an – dann bleiben Sie lange gesund und leistungsfähig.

schnittliche Japaner auf den Hauptinseln. Auf Okinawa leben weltweit die meisten Menschen über 100 Jahre.

Andere Veränderungen

Fast alle unsere Lebensmittel enthalten neben den Kalorienträgern (Fette, Kohlenhydrate und Eiweiß) auch Schadstoffe wie Pestizide oder krebserregende Substanzen, die letztlich umso mehr zugeführt werden, je mehr wir essen. Auch das versetzt unseren Körper in Stress, den er bewältigen muss.

Neue Studien deuten nun darauf hin, dass ein wichtiger Grund, warum wir altern, im Speziellen in den DNA-Veränderungen der Mitochondrien liegt. Somit sind wir nicht nur so alt wie unsere Zellen, sondern im Besonderen sind wir so alt wie unsere Mitochondrien. Dort entstehen besonders viele Radikale. So häufen sich im Laufe des Lebens Änderungen im Erbgut der Mitochondrien an, bis diese im nicht mehr reparationsfähigen Stadium ein Selbstmordprogramm auslösen und sich selbst vernichten. So nimmt die Zahl an Mitochondrien mit dem Alter ab. Damit einher geht unvermeidbar ein Rückgang unserer Leistungsfähigkeit – denn: Wie sollen wir die Energie noch ausreichend aus unseren Nährstoffen herausholen und in ATP statt als Fett speichern?

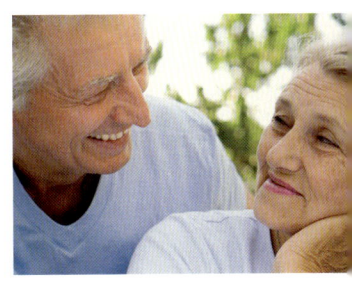

Ältere Menschen verfügen meist über zu wenig Coenzym Q10. Für sie ist es daher besonders wichtig, rechtzeitig genügend Reserven im Körper anzusammeln.

Veränderungen im Bereich der mitochondrialen Erbinformation (DNA) gemeinsam mit der fortschreitenden Verschlechterung der energetischen Versorgung der Zellen sind entscheidende Mechanismen, die u. a. zu dem Phänomen der Alterung führen. Mutationen treten vor allem durch Angriffe von freien Radikalen auf.

Eine gesunde Lebensweise mit viel Schlaf, ausgewogener Ernährung und ausreichend Bewegung garantiert auch im Alter Vitalität und Lebensfreude.

Kurz gesagt:

- Die nachlassende körpereigene Produktion von Q10 führt zu Energiemangel und nachlassenden Organfunktionen vor allem des Herzens, des Gehirns und der Muskeln.

- Diabetes, Herz-Kreislauf-Erkrankungen und andere Erkrankungen erhöhen den Q10-Bedarf.

- Q10 kann die Energieproduktion in den Zellen wieder erhöhen und somit Energie liefern, die für die Funktion der Zellen und deren Regenerationsfähigkeit notwendig ist.

- Mit Coenzym Q10 strukturieren sich die Muskelfasern von älteren Menschen bereits in einem Monat so um, dass sie von der Zusammensetzung her denen von jungen Menschen wieder ähnlich werden.

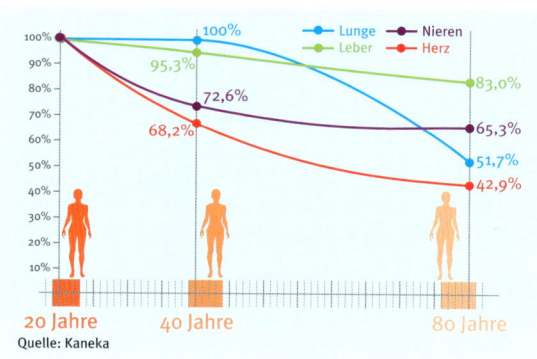

Quelle: Kaneka

Die Grafik zeigt deutlich, wie stark im Alter der Q10-Spiegel in allen Zellen des Körpers abnimmt, insbesondere gilt dies für die Herzmuskelzellen.

Abnahme der Q10-Spiegel in den Organen im Alter

Mit zunehmendem Alter sinkt der Q10–Spiegel in allen Geweben des Körpers ab. Am stärksten ist der Abfall allerdings in den Herzmuskelzellen. Bereits im Alter von 40 Jahren hat das Herz bereits 32 Prozent seines Q10–Gehaltes gegenüber dem eines 20–Jährigen verloren. Im Alter von 80 Jahren sind es dann fast 60 Prozent. Die Energieproduktion in den Herzmuskelzellen sinkt damit stark ab mit der Folge einer Schwächung des Herzens und des ganzen Herz–Kreislauf–Systems. Aus Versuchen mit Tieren, z. B. Hunden, weiß man, dass durch eine konsequente Q10–Supplementation der Gehalt in allen Körperorganen wieder erhöht werden kann. Quelle: Kaneka 2010

Q10-Umwandlung in QH im Verlauf der Jahre

Junge Menschen verfügen über eine hohe Enzymaktivität, um Q10 in QH umzuwandeln. Bei älteren Menschen ist die Enzymaktivität jedoch eingeschränkt. Das aufgenommene Q10 kann nur noch teilweise in QH umgewandelt werden. Die Energieproduktion sinkt und man kann sich müde und energielos fühlen. Selbst eine Erhöhung der Q10–Dosierung führt bei älteren Menschen nicht zu einer Steigerung der QH–Umwandlung, weil die geringe Enzymaktivität der geschwindigkeitsbestimmende Schritt ist. Wenn ältere Menschen jedoch QH als Nahrungsergänzungsmittel verzehren, ist eine Umwandlung gar nicht nötig und QH steht für die Energieproduktion sofort zur Verfügung.

Sport im Alter

Bewegung im Alter steigert die Lebensqualität. Besonders ein wohldosiertes Krafttraining erhöht die Muskelkraft und damit die Anzahl der Mitochondrien in der Muskulatur und auch im Herzen. Mehr Mitochondrien enthalten mehr Q10 und produzieren auch mehr Energie. Die Fähigkeit, Muskeln aufzubauen, geht im Alter nicht verloren, und jeder noch so untrainierte Mensch kann durch ein wenig Bewegung seine Muskelkraft stärken.

Coenzym Q10 verhilft auch untrainierten Menschen zu mehr Leistung

Dass Coenzym Q10 direkt die Energie und damit die Leistungsfähig-keit steigern kann, wurde erst kürzlich in einer Studie an körperlich untrainierten Männern gezeigt. Über acht Wochen lang verzehrte eine Hälfte der Studienteilnehmer täglich 100 mg Coenzym Q10, die andere Hälfte bekam ein Scheinpräparat, wobei weder der Arzt noch die Teil-nehmer während der Studie die Auflösung kannten. Nach weiteren acht Wochen wurden die Präparate gewechselt, sodass jeder Teilneh-mer eine Phase mit dem echten und eine mit dem Scheinpräparat durchschritt, bei nach wie vor geheimem Studienablauf. Vor, während und am Ende des Verzehrs der Testpräparate wurde der Wingate–Test, ein etabliertes Testverfahren zur Leistungsdiagnostik, durchgeführt. Es zeigte sich, dass die durchschnittliche Kraft in der letzten Testphase nur unter Coenzym Q10 noch anstieg, unter dem Schein-präparat hingegen nicht, was die Wissenschaftler veranlasste, Coen-zym Q10 zur Leistungssteigerung zu empfehlen[51].

Coenzym Q10 und das Gehirn

Morbus Parkinson

Beim Morbus Parkinson kommt es zu einem Absterben der Nervenzel-len in dem schwarzen Kern, der Substantia Nigra, im Mittelhirn, wo Do-pamin, ein Botenstoff, produziert wird. Erste Krankheitszeichen treten erst auf, wenn bereits ca. 70 Prozent dieser dopaminergen Zellen abge-storben sind. Die Hauptsymptome sind eine Muskelstarre, verlangsamte Bewegungen, ein Muskelzittern und eine Haltungsinstabilität. Über die Ursache wird nach wie vor spekuliert. Unter anderem werden auch Umweltgifte, die nervenzellschädigend sind, als Auslöser diskutiert. So fand man an 140.000 Personen, dass der Kontakt zu Pestiziden scheinbar das Risiko für die Erkrankung ansteigen lässt. Diese Vermutung wird anhand von Studien am Tier bestätigt, deren Ergebnisse eine zerstö-rende Wirkung von Pestiziden auf Dopamin erzeugende Nervenzellen nahelegen. Auf biochemischer Ebene handelt es sich um eine Blockade der Atmungskette in den Mitochondrien, wodurch die Zellen energe-tisch verarmen. Bislang gelang es noch nicht, die Erkrankung durch Me-dikamente aufzuhalten, sie ließ sich lediglich verzögern.

Info

Häufig essen gerade ältere Menschen aufgrund von Erkrankungen, z. B. wegen Verdauungsstörungen oder Zahnproblemen, weniger und nehmen dadurch auch weniger Nähr- und Vitalstoffe zu sich. Gerade in diesem Fall ist es nicht nur wichtig, Vitamine und Mineralien zu ergänzen, sondern auch Pflanzen-stoffe, wie sie beispiels-weise im Rotwein vorkommen, und insbesondere Coenzym Q10.

Niedrige Q10-Spiegel bei Morbus Parkinson

Die genauen Ursachen der Schüttellähmung oder Parkinsonkrankheit kennt man zwar noch nicht, aber es mehren sich die Hinweise darauf, dass Coenzym Q10 einen positiven Einfluss darauf haben kann. Morbus Parkinson wird auch als mitochondriale Erkrankung bezeichnet.

Im Mittelpunkt stehen auf der zellulären Ebene die Fehlfunktion der Mitochondrien sowie ein gesteigerter oxidativer Stress durch die vermehrte Produktion von Radikalen. Dabei wird vermehrt Coenzym Q10 verbraucht, weshalb Parkinson–Patienten auch einen erniedrigten Spiegel haben. Es lag deshalb nahe, das Defizit an Coenzym Q10 wieder aufzufüllen, mit dem Ziel, die Symptome positiv zu beeinflussen, was auch im Tierversuch erfolgreich gelang[27]. Die Studienergebnisse am Menschen erscheinen auf den ersten Blick widersprüchlich, was aber verschiedene Erklärungen hat. So wurden Patienten im Anfangsstadium der Erkrankung mit verschieden hohen Dosen bis zu 1.200 mg Coenzym Q10 16 Monate lang behandelt. In der Gruppe mit der hohen Dosis ließ sich eine klinische Besserung der Beschwerden gegenüber dem Scheinpräparat nachweisen[148]. Nachfolgend konnte an Patienten im mittleren Stadium durch die Gabe von 300 mg dieses Ergebnis nach drei Monaten nicht erreicht werden. Verabreicht wurde eine Zubereitung, die zu gleichen Blutspiegeln führte wie unter 1.200 mg konventionellem Coenzym Q10. Deshalb laufen derzeit weitere Studien, um die Fragen zu klären, mit welchen Dosen und wie lange Patienten behandelt werden müssen, um einen positiven Effekt zu sehen. Da selbst die Gabe von 3.000 mg Coenzym Q10 von Parkinsonpatienten sehr gut vertragen wurde, erscheint ein Therapieversuch in Anbetracht der Schwere des Krankheitsbildes trotz der noch offenen endgültigen Bewertung gerechtfertigt[54,118].

Zusätzliches »Kraftwerk«

In einer faszinierenden Arbeit fanden die Forscher Beal und Crane heraus, dass es möglich ist, Defekte an den Mitochondrien mithilfe von Coenzym Q10 energetisch zu überbrücken.

Zellen, denen die Mitochondrien entnommen worden waren, überlebten, wenn ihnen in hohen Konzentrationen Coenzym Q10 zugesetzt wurde. Die Zellen schalten dann ihre Energiegewinnung auf ein Enzymsystem (NADH–Cytochrom–c–Dehydrogenase) um, das sich in den Zellwänden jeder Zelle befindet. Dieses Enzymsystem funktioniert in Abhängigkeit von Coenzym Q10, weshalb erhöhte Gaben von Coenzym Q10 bei Krankheiten, deren Ursachen direkt oder indirekt bei den Mitochondrien liegen, als sehr sinnvoll erscheinen.

Migräne

An Migräne leiden etwa zehn Prozent der Bevölkerung, wobei dreimal mehr Frauen als Männer betroffen sind. Es ist ein sehr vielschichtiges Krankheitsbild, das primär durch extrem starke Kopfschmerzen gekennzeichnet ist. Die Kopfschmerzen sind typischerweise pulsierend und halbseitig, oft begleitet von Übelkeit mit Erbrechen, Licht- und Lärmempfindlichkeit. Manche Patienten berichten von einer sogenannten Aura, die einem Anfall vorausgeht. Wann ein Anfall kommt, kann nicht vorausgesagt werden. Es hat sich aber gezeigt, dass die meisten Migräne-Patienten mit der Zeit sehr wohl ausmachen können, nach welchen Lebensmitteln oder welchen Situationen sie auftritt. Häufig ist es auch gerade die Ruhephase nach einer Stressperiode, die dem Migräneanfall die Türen öffnet.

Ursachen von Migräne sind vielfältig

Als Ursache werden verschiedene Hypothesen diskutiert. Es scheint zumindest eine genetische Prädisposition zu geben, da es regelrechte Migränikerfamilien gibt, bei denen das Leiden gehäuft auftritt. Heute weiß man, dass die Schmerzen dann auftreten, wenn die Blutgefäße im Gehirn lange Zeit eng gestellt waren und sich dann plötzlich weiten, sodass vermehrt Blut hindurchschießt. Dadurch flutet auch mehr Sauerstoff an, der zu einer gesteigerten Bildung von Radikalen beiträgt, welche unter anderem zu einer lokalen Entzündung der inneren Gefäßwand führt. Dies könnte die Migräne in der Entspannungsphase nach vorausgehender Stressphase erklären. Ein ähnliches Phänomen, wenn auch nicht so lange anhaltend, kennt nahezu jeder, wenn im Winter brennende Schmerzen in den Händen nach schnellem Wechsel von starker Kälte in starke Wärme auftreten. Das Anfluten hoher Mengen an sauerstoffreichem Blut ist auch nach dem Verschluss eines Blutgefäßes am Herzen als gefährlich bekannt, wo es nach mechanischer Aufdehnung zum erneuten Schaden am Herzmuskel durch die plötzliche Zufuhr an Sauerstoff kommen kann. Das bezeichnet man als Reoxygenierungsschaden. Warum Migräniker diese andere Art der Gefäßreaktion haben, die scheinbar nicht immer optimal an den Bedarf angepasst funktioniert, ist nicht bekannt. Hinweise deuten auf einen Zusammenhang mit dem Homocysteinstoffwechsel hin, da bei Migränikern dieser Wert auffallend häufig erhöht ist.

Info

Bei Morbus Parkinson wurden auch Defizite an Vitamin B6 festgestellt, sodass die zusätzliche Ergänzung dieses Vitamins ggf. einen Nutzen haben kann. Auch ist es empfehlenswert, Omega-3-Fettsäuren zu ergänzen, da es die wichtigste Fettsäure im Gehirn ist, von der unter anderem eine entzündungshemmende Wirkung ausgeht. Gleichzeitig sollten die Öle in der Küche vermieden werden, die den Gegenspieler von Omega-3-Fettsäuren, die Omega-6-Fettsäuren enthalten. Deshalb sollte auf Sonnenblumen-, Distel- und Maiskeimöl eher verzichtet werden.

Der allseits zunehmende Druck auf die Leistungen auch im schulischen Bereich ist vermutlich mit die wichtigste Ursache für den Anstieg der Migräne bei Kindern. Vielleicht kommt aber auch noch hinzu, dass in früheren Zeiten bei Kindern Migräne zwar auch schon aufgetreten, aber nicht diagnostiziert worden ist.

Migräniker haben zu niedrige Coenzym-Q10-Blutspiegel

Durch die vermehrte Produktion an Radikalen lag es nahe, zu vermuten, dass Migräniker auch einen gesteigerten Bedarf an Coenzym Q10 haben. Dies wurde auch bei betroffenen Kindern und Jugendlichen nachgewiesen. Im Durchschnitt hatten sie Blutspiegel von 0,6 mg/l und lagen damit deutlich unter den als normal geltenden 1 mg/l. Die Supplementierung von etwa 150 mg Coenzym Q10 (1 bis 3 mg pro Kilogramm Körpergewicht) über drei Monate führte bei den 3 bis 22 Jahre alten Patienten zu einem signifikanten Rückgang der Migränehäufigkeit und der Intensität der Kopfschmerzen. Dieser positive Effekt war begleitet von einem Anstieg der Plasmakonzentration an Coenzym Q10 auf normale 1,2 mg/l[57]. Dieser Untersuchung waren weitere Studien vorausgegangen, die gleichermaßen den Erfolg der Gabe von Coenzym Q10 bei Migräne sehen konnten[139,142]. Zudem scheinen vor allem Übelkeit und Erbrechen sehr gut auf die Gabe von Coenzym Q10 anzusprechen. Im Vergleich zu dem Arzneimittel Amitriptylin schnitt Coenzym Q10 besser ab. Die Wissenschaftler vom Kinderkrankenhaus in Los Angeles, Kalifornien, empfehlen deshalb, bei Kindern 10 mg pro Kilogramm Körpergewicht verteilt auf zwei Gaben, bis zu 200 mg Q10 zweimal täglich[17]. Bei QH reichen entsprechend geringere Mengen.

Makuladegeneration

Der Augenhintergrund ist in besonderem Maße der Belastung mit Radikalen durch die UV-Strahlung des Lichts ausgesetzt. Deshalb ist der Augenhintergrund auch in der Gefahr, dadurch im Laufe der Jahre geschädigt zu werden, wenn bei Aufenthalt im Freien zu selten Sonnenschutzgläser getragen werden. Dies ist mit einer der Gründe, warum sich im Alter die sogenannte Makuladegeneration entwickeln kann. Als Makula wird die Stelle am Augenhintergrund bezeichnet, wo wir am schärfsten sehen. Vermutlich sind eine erhöhte Sonneneinstrahlung einerseits, verbunden mit einer Unterversorgung an Antioxidantien andererseits die wichtigsten Gründe für diese Erkrankung, die mit der Zeit in Blindheit enden kann. Bei diesen Patienten wurde der Versuch unternommen, durch eine Ergänzung der Nahrung mit Carnitin, Omega-3-Fettsäuren und Coenzym Q10 über ein Jahr den Verlauf der Erkrankung aufzuhalten. Im Vergleich zu einer Patientengruppe mit einer Scheinbehandlung zeigte sich, dass nur 2 Prozent der Patienten eine Verschlechterung erlitten gegenüber 17 Prozent unter Placebo. Damit ist schon ein wichtiges Ziel erreicht: Die Erkrankung wird ver–zögert[41].

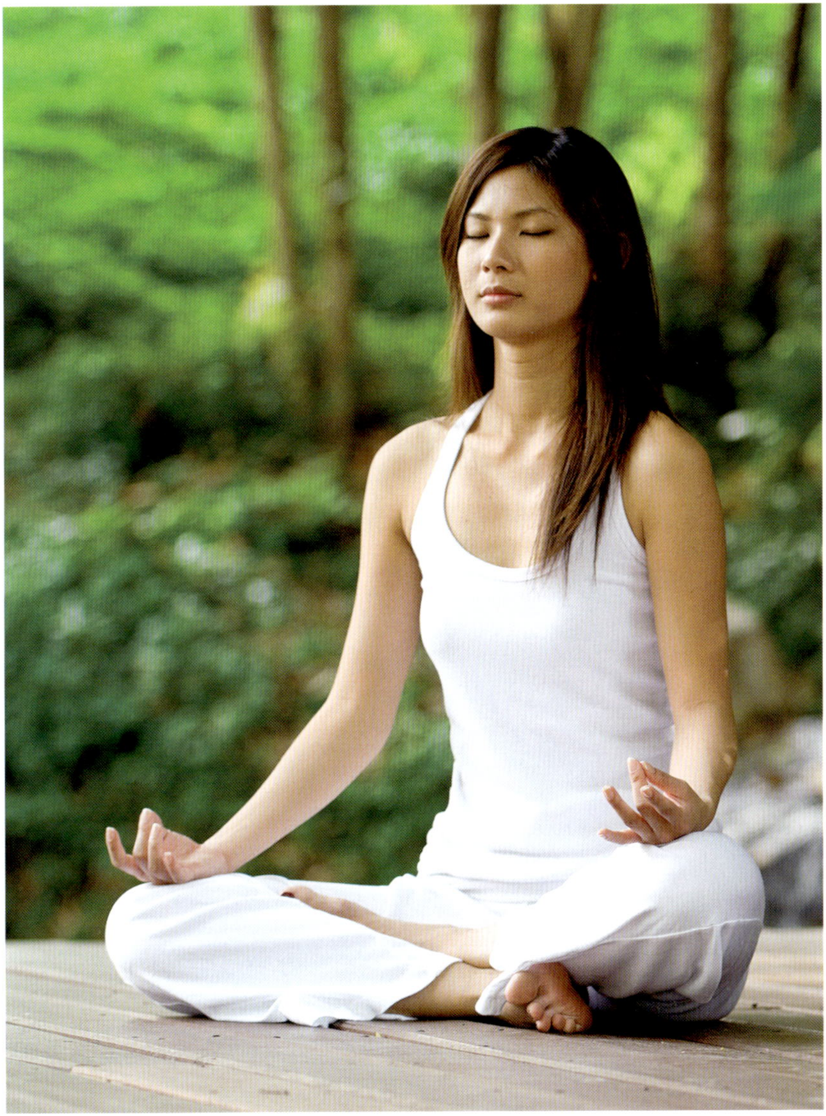

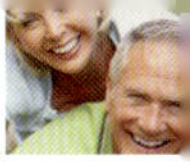

Info

Migräniker sind häufig Menschen, die alles perfekt machen wollen und sich dabei sehr unter Stress setzen. Von daher ist es besonders wichtig, psychologische Hilfe zu suchen, um zu lernen, Stress zu vermeiden und Entspannungstechniken einzusetzen.

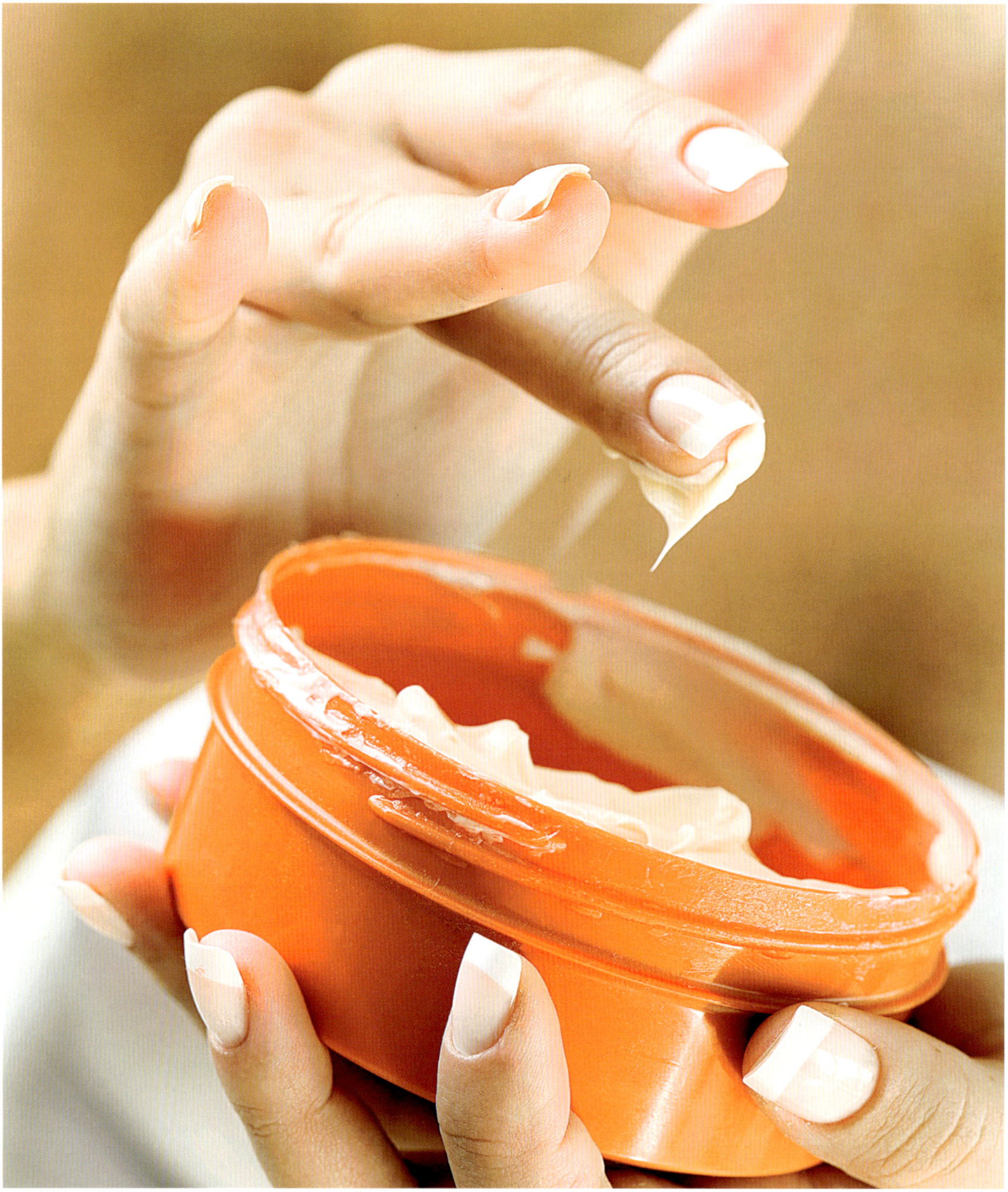

Coenzym Q10 und die Haut

Gesunde, straffe Haut durch Coenzym Q10

Als äußere Abgrenzung zur Umwelt ist die Haut wie kein anderes Organ allen Umwelteinflüssen ausgesetzt. Umso mehr ist sie wie kaum ein anderes Organ gefordert, sich vor schädlichen Einflüssen zu schützen. Am meisten wird sie durch die schädlichen UV-Strahlen des Sonnenlichts strapaziert, die insbesondere unsere elastischen Kollagenfasern schädigen. Die Haut muss daraufhin die geschädigten Fasern abbauen und neue nachbilden. Dies gelingt ihr in jungen Jahren noch einigermaßen gut, aber mit zunehmendem Alter immer schlechter, weil auch die regenerativen Kräfte, die immer weniger durch die weiblichen Hormone aktiviert werden, nachlassen. Hinzu kommt, dass die Q10-Konzentrationen abnehmen und somit als zusätzliches Problem weniger Energie für die Regeneration zur Verfügung steht. Wenn auch noch die Durchblutung schlecht ist, werden zu wenig Bausteine für den Aufbau neuer Zellen herantransportiert, was der Altershaut zusätzlich Probleme macht[135].

Energiespender für eine gesunde und straffe Haut

Um der Haut wieder ausreichend Energie und Bausteine von innen zu geben, werden heute Mischungen an Mikronährstoffen entwickelt, die neben den Bausteinen und Antioxidantien auch Coenzym Q10 enthalten. Damit lässt sich die Regeneration der Haut nachweislich wieder steigern, was sich nach dreimonatiger täglicher Ergänzung der Ernährung im Vergleich zu einem Scheinpräparat zeigen ließ. In dieser Zeit nahm die Rauigkeit ebenso wie die kleinen Fältchen bei den Testfrauen ab, die zwischen 35 und 60 Jahre alt waren[167].

Unterstützung der Haut durch Coenzym-Q10-Cremes

Doch nicht nur Sonnenstrahlen belasten die Haut. Auch trockene Heizungsluft, häufiges Duschen oder chloriertes Wasser führen ebenso wie Nikotin und Alkohol zu Elastizitäts- und Feuchtigkeitsverlusten. Um dem generell recht hohen Bedarf an Energie und Antioxidantien des Organs Haut gerecht zu werden, hat es sich durchgesetzt, dass na-

Wichtige Voraussetzungen für eine gesunde, reine Haut sind eine ausgewogene Ernährung mit viel Flüssigkeit, die richtige Pflege, viel Bewegung an der frischen Luft unter Sonnenschutz und genügend Schlaf.

Bei bestimmten Hautkrankheiten wie Schuppenflechte kann durch die Gabe von Coenzym Q10 in Verbindung mit Vitamin E und Selen eine Besserung erzielt werden.

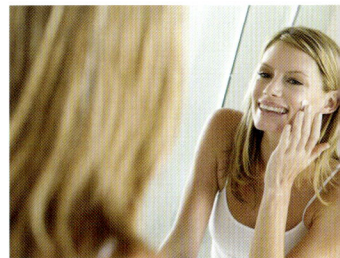

Zusätzliches Q10 regt die Hautzellen zu verstärkter Aktivität an und unterstützt ihre Regeneration.

hezu jeder Kosmetikhersteller, der Bedeutung im Markt hat, eine Pfle-geserie mit Coenzym Q10 anbietet. Leider sind die darin enthaltenen Konzentrationen meistens sehr gering, was an der weißen Farbe auch für einen Laien erkennbar ist. Da Coenzym Q10 ein gelbes Pulver ist, das stark färbende Eigenschaften hat, lässt sich an der zartgelben Farbe einer Creme normalerweise der Gehalt an Coenzym Q10 abschätzen. Leider gibt es derzeit noch keine Creme mit QH, was sich aber bald ändern könnte, da sie aufgrund ihrer sofortigen Wirkung vermutlich einen besseren Effekt erzeugen kann.

Q10 hilft auch bei Schuppenflechte

Wer an Schuppenflechte leidet, behält diese Störung zwar ein Leben lang, aber sie kann in ihrer Intensität stark schwanken. Gerade Stress ist ein wichtiger Faktor, der den Betroffenen sehr zu schaffen macht, da die Haut sofort reagiert. Von daher lag es nahe, eine Mikronährstoff-mischung zu versuchen, die neben 50 mg Vitamin E und 48 µg Selen auch 50 mg Coenzym Q10 enthielt. Es zeigte sich gegenüber der Scheingruppe eine Verbesserung des klinischen Bilds und eine Verbes-serung der Marker für oxidativen Stress[79].

Coenzym Q10 hilft der Haut

- unterstützend bei der Bildung neuer elastischer Fasern von innen, wodurch die Wasserbindung der Haut ansteigt und sie wieder praller und elastischer wird,

- zur Förderung der Regeneration der Haut von außen,

- unterstützend bei Schuppenflechte.

Die aktive Form QH könnte sowohl in Mikronährstoffrezepturen als auch in Pflegecremes einen Durchbruch für die Regeneration der Haut erlangen. Optimalerweise wird sie mit weiteren Aktivstoffen, wie z. B. pflanzlichen Hormonen, angereichert.

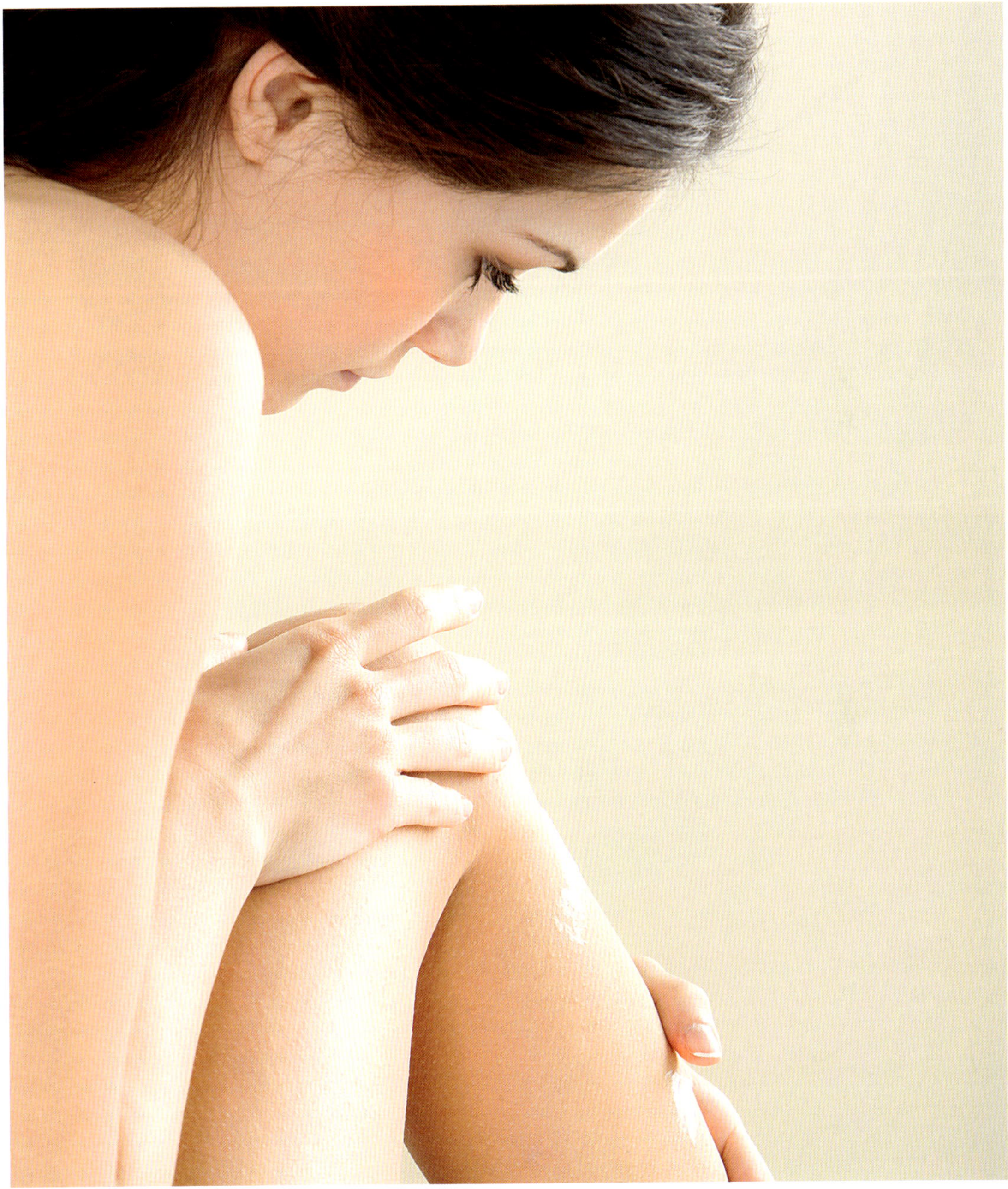

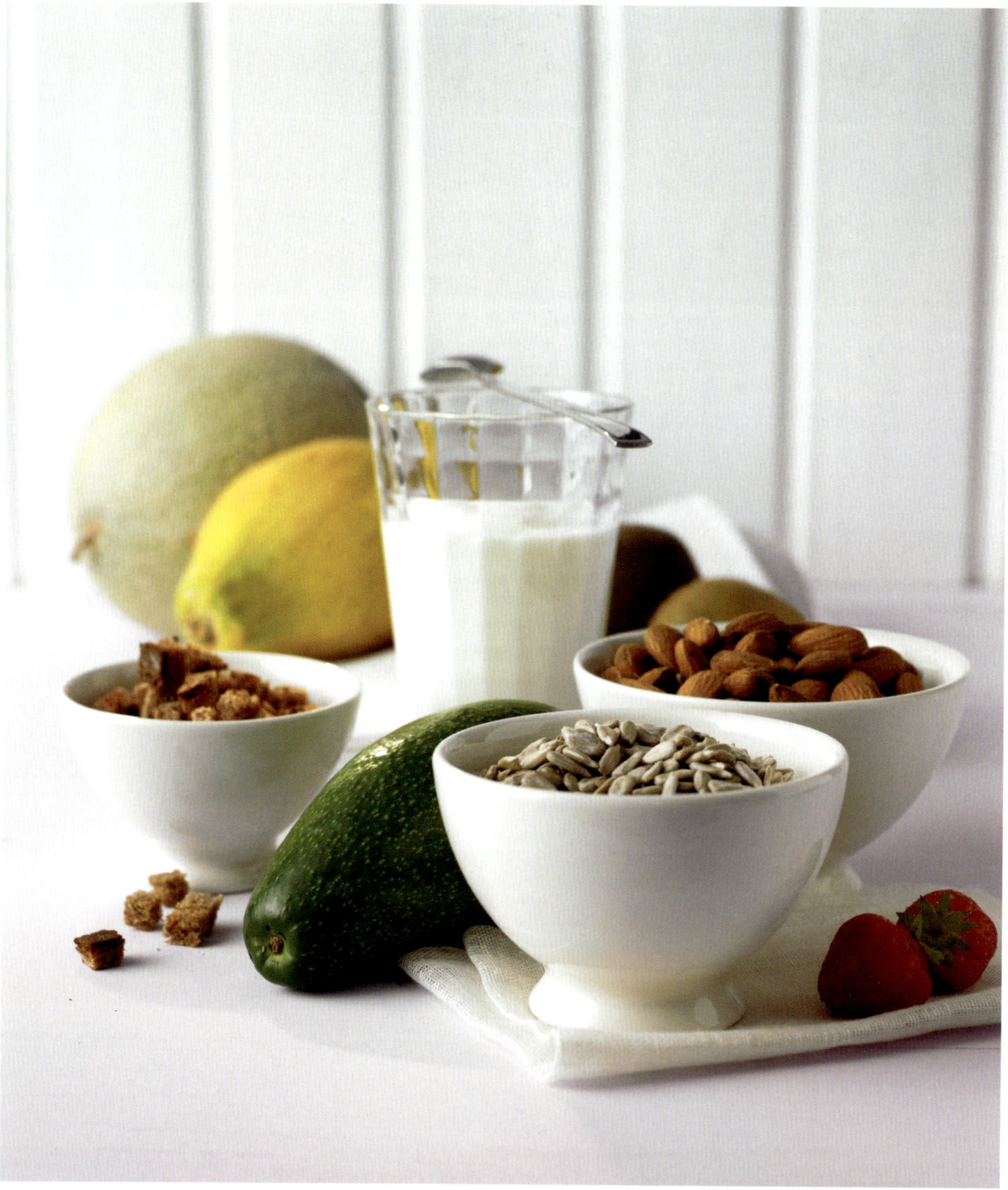

Kombination von Q10/QH
mit anderen Vitalstoffen

Gerne werden Produkte mit Coenzym Q10 auch mit anderen Mikronährstoffen kombiniert angeboten. Da ist es für den Laien bisweilen schwierig, die Sinnhaftigkeit zu erkennen. In diesem Zusammenhang taucht sehr häufig die Frage auf, ob man nicht zu viel des Guten tun kann. Je nachdem, wie gesund und ausgewogen die Ernährung zusammengestellt ist, ist es durchaus empfehlenswert, Coenzym Q10 mit den lebensnotwendigen Vitaminen in nutritiven, d. h. lebensmitteltypischen Mengen zu ergänzen, damit der Organismus zusätzlich ein Vitaminoptimum hat, um die Q10-Eigensynthese zu steigern. Auf jeden Fall sollten Vitamin C und die B-Vitamine B2, B3, B5, B6, B9 und B12 enthalten sein. Ideal ist, das Produkt zum Frühstück zu ergänzen, das auch Eiweiß, wie z. B. Joghurt, Milch oder Käse enthält, um die zusätzlich benötigten Eiweißbausteine mit parat zu haben. Weil Coenzym Q10 durch freie Radikale verbrauchtes Vitamin C wieder regenerieren kann, genügen normale Mengen an Vitamin C.

Vitamin E und Q10

Wenn Sie aus gesundheitlichen Gründen sehr hohe Mengen an Vitamin E nehmen müssen, die Ihnen Ihr Therapeut verordnet hat, dann empfiehlt es sich, zusätzlich Coenzym Q10 zu ergänzen. Es zeigte sich, dass 1.000 mg Vitamin E, was der 83fachen Menge des normalen Tagesbedarfs entspricht, das schädliche LDL-Cholesterin anfälliger gegenüber der Oxidation durch Radikale machte. Diese Reaktion ließ sich durch die gleichzeitige Gabe von 100 mg Coenzym Q10 nicht nur verhindern, sondern zudem konnte das LDL-Cholesterin auch noch gegenüber der Oxidation stabiler gemacht werden[162]. Stabiles LDL-Cholesterin birgt praktisch kein Risiko für eine Gefäßverkalkung. Die Ursache könnte darin liegen, dass Vitamin E bei der Aufnahme in den Körper mit dem Q10 konkurriert und bei hohen Vitamin-E-Gaben der Q10-Plasmaspiegel um 20 Prozent sinkt. Damit sinkt auch der Schutz des LDL-Cholesterins vor der Oxidation. Da Q10 und Vitamin E Hand in Hand wirken, können sie auch zusammen ergänzt werden, aller-

Durch eine optimierte Vitaminaufnahme kann die Eigenproduktion von Coenzym Q10 gesteigert werden. Davon profitiert wiederum verbrauchtes Vitamin C: Es kann durch Q10 wieder regeneriert werden.

dings sollte der Verzehr nicht gleichzeitig, sondern zeitlich versetzt erfolgen, z. B. Q10 morgens und Vitamin E abends.

Omega 3 und Q10
Weiche Zellwände dank Coenzym Q10 und Omega-3-Fettsäuren

Eine zusätzliche Eigenschaft von Coenzym Q10 ist, als Baustein von Zellmembranen dafür zu sorgen, dass die Zellmembranen flexibel und weich bleiben, damit die Zellen unter anderem mit Nährstoffen versorgt und von Abfallstoffen entsorgt werden können. Dabei unterstützt Coenzym Q10 die Omega–3–Fettsäuren, die in ähnlicher Weise den Zellmembranen diese so wichtige Eigenschaft geben. Omega–3–Fettsäuren kann der Körper nicht selbst herstellen, weshalb wir sie ausreichend über die Ernährung zuführen müssen. Sind Zellmembranen arm an Coenzym Q10 und Omega–3–Fettsäuren, dann werden sie steif. Die Folge ist: Der Stoffwechsel kann nicht mehr richtig ablaufen, Energie kann nicht mehr ausreichend erzeugt werden und es können sogar Krankheiten entstehen, je nachdem, welcher Zelltyp betroffen ist. Die Flexibilität und Weichheit der jungen Jahre, für die der Körper zu Teilen dank einer ausreichenden Produktion insbesondere auch an Coenzym Q10 noch selbst sorgen kann, weicht so der Steifheit des Alters. Das spiegelt sich nicht nur in steifen Gelenken wider, sondern wird bis in die Zelle messbar und spürbar.

In jungen Jahren sorgt der Körper selbst für eine ausreichende Produktion von Coenzym Q10. Ist es im Alter nicht mehr genügend vorhanden, werden die Zellmembranen steif, was den lebensnotwendigen Stoffwechsel behindert.

Carnitin und Coenzym Q10

In unseren kleinen Kraftwerken, den Mitochondrien, wird aus Fett und Zucker Energie freigesetzt und in kleinen Batterieeinheiten gespeichert, die uns bei Bedarf zur Verfügung stehen: Hierzu brauchen wir das Coenzym Q10.

Ein ideales Paar für das Herz und die körperliche Leistungsfähigkeit

Da jedoch unsere Zuckervorräte eher klein sind, ist es bei ausdauernder körperlicher Belastung besonders wichtig, dieses Fett in die Zellen hineinzuschleusen, damit es in den Mitochondrien verbrannt werden kann. Damit das Fett aus dem Blut in die Zellen hineingelangen kann, braucht es Unterstützung. Carnitin, ein Stoff, der vor allem im roten Fleisch enthalten ist, nimmt ein Fettteilchen huckepack und schleust es so in die Zelle hinein. Carnitin wird deshalb auch als Fetttransportprotein bezeichnet. Sportler oder auch Menschen, die körperlich sehr aktiv sind, wissen um die Bedeutung, die die Optimierung der Fettverbrennung hat, da die Zuckervorräte schnell verbraucht sind und die eigentliche Leistung im Wesentlichen aus der Fettverbrennung kommt. Da es Carnitin auch als Nahrungsergänzungsmittel gibt, ist es nicht nötig, speziell rotes carnitinhaltiges Fleisch in großen Mengen zu essen. Carnitin ist eine ideale Ergänzung zu Coenzym Q10, insbesondere wenn es darum geht, die körperliche Leistungsfähigkeit zu steigern und um leichter Fett abzubauen.

Vitamin A und Coenzym Q10

Anfang dieses Jahres haben Wissenschaftler eine wichtige Entdeckung veröffentlicht: Auch Vitamin A ist wichtig bei der Energiegewinnung in den Mitochondrien, indem es als Signalgeber funktioniert und damit den Prozess maßgeblich steuert[2].

Neueste Erkenntnis: Auch Vitamin A ist wichtig für die Energiegewinnung

Vitamin A kommt demnach eine fundamentale Bedeutung bei der Steuerung der Energieproduktion zu. Damit finden endlich Fragen, die seit über 100 Jahren unbeantwortet blieben, eine Erklärung: Bis dato konnte nicht erklärt werden, warum ein Vitamin–A–Mangel nicht nur an den Augen Probleme erzeugt, sondern viele andere Schäden im Körper nach sich zieht. So führt ein Mangel nicht nur zur Nachtblindheit, sondern zeigt sich auch durch Schäden an der Haut, an den Schleimhäuten, der Fruchtbarkeit, kurz: in allen körperlichen Vorgängen, die mit Wachstum von neuen Zellen verbunden sind und damit in hohem Maße energieverbrauchend sind. Die wichtigen Wachstums- und Entwicklungsvorgänge sind gestört, es kann sogar zu Missbildungen in der Schwangerschaft kommen, wenn unzureichende Mengen an Vitamin A vorliegen. Deshalb macht es aus dieser Perspektive Sinn, Coenzym Q10 insbesondere dann mit Vitamin A zu ergänzen, wenn Heilungsvorgänge unterstützt werden sollen. Beispielsweise nach Operationen oder Erkrankungen, die mit einem hohen Zellumsatz verbunden sind, wie z. B. Schuppenflechte oder Darmerkrankungen, bei denen die Darmschleimhaut oft erneuert werden muss. Auch bei Männern, die zu wenig Spermien produzieren, scheint die kombinierte Gabe von Vitamin A mit Coenzym Q10 sinnvoll.

Heilungsvorgänge können durch eine Kombination von Coenzym Q10 mit Vitamin A unterstützt werden, denn Vitamin A fördert neben Q10 maßgeblich den Prozess der Energiegewinnung in den Mitochondrien.

Wichtig: Die Bedeutung von Vitamin A für die Schwangerschaft darf aber nicht dazu verleiten, unkontrolliert hohe Mengen zu verzehren, da auch dies der Entwicklung des Kindes schaden kann.

Q10 und QH als Nahrungsergänzung

Lange Zeit war es gar nicht möglich, Q10 technisch zu produzieren. Die ersten Produzenten in den 60er und 70er Jahren konnten lediglich geringe Mengen mit hohem Aufwand und unter hohen Kosten herstellen. Die ersten Kilogramm synthetisch hergestelltes Q10 kosteten damals zwischen 5.000 und 10.000 EUR pro kg. Neue Verfahren haben dann die Produktion immer weiter verbessert und heute können Q10-Produkte zu erschwinglichen Preisen hergestellt werden.

Ubiquinol (QH) dagegen stellte die Wissenschaftler vor spezielle Herausforderungen, weil die Stabilisierung des QH ein großes Problem war. Wissenschaftlern der Firma Kaneka aus Japan ist es allerdings jetzt gelungen, QH so zu stabilisieren, dass es in Kapseln (Weichgelatinekapseln) eingearbeitet werden kann. Kaneka hat dieses Verfahren patentieren lassen und ist der erste und einzige Hersteller, der momentan QH anbieten kann, und zwar mit der Stabilitätsgarantie.

Wie Coenzym Q10 produziert wird

Q10-Produkte können heute preisgünstig produziert werden. Gegen Ende des vorigen Jahrhunderts war das nur in geringen Mengen sowie mit hohem und damit teurem Aufwand möglich.

Für die Herstellung von Q10 werden heute drei verschiedene Verfahren eingesetzt:

- chemische Synthese
- Fermentation durch Bakterien
- Fermentation durch Hefen

Chemische Synthese

Bei der chemischen Synthese werden Vorstufen des Q10 aus Tabakpflanzen gewonnen und dann chemisch zu Coenzym Q10 »verlängert«. Natürliches Q10 besteht aus einer Kette von 10 Isopren–Einheiten, die alle in »trans«–Richtung angeordnet sind, sodass sie eine lange Kette bilden. Das durch chemische Synthese hergestellte Q10 enthält jedoch auch das cis–Isomer (eine im natürlich auftretenden Q10 nicht vorhandene Molekularstruktur), das in der kommerziellen Produktion durch Reinigungsschritte entfernt werden muss.

Fermentation durch Bakterien

Heute werden auch Bakterienstämme zur fermentativen Produktion von Q10 verwendet. Allerdings ist dabei manchmal nicht klar, ob gentechnisch veränderte Organismen verwendet werden oder nicht. Bakteriell hergestelltes Q10 enthält dabei auch mehr Verunreinigungen als das Q10 aus anderen Verfahren. Anhand des Spektrums der Verunreinigung können die Verfahren heute voneinander sehr gut unterschieden werden.

Fermentation durch Hefen

Beim Hefefermentationsverfahren entsteht Q10 ausschließlich in der natürlichen trans-Konfiguration, was bedeutet, dass es identisch ist mit dem natürlich auftretenden Q10, wie man es in Fleisch, Fisch oder anderen Lebensmitteln findet. Bei der Hefefermentation werden keinerlei tierische Materialien verwendet und auch keine gentechnisch veränderten Organismen (GVO's) eingesetzt. Die Sicherheit von Hefefermentation wurde durch mehrere Sicherheitsstudien bestätigt[176], die von einem der weltweit führenden Versuchslaboratorien (Covance Laboratories Inc.) durchgeführt wurden. Darüber hinaus wurde in Studien nachgewiesen, dass Q10 aus Hefefermentation in Dosierungen bis 900 mg pro Tag absolut sicher und gut verträglich ist.

Die Hefefermentation bei der natürlichen Herstellung von Q10 ist sicher und der Verzehr von bis zu 900 mg pro Tag gilt nachgewiesenermaßen als gut bekömmlich.

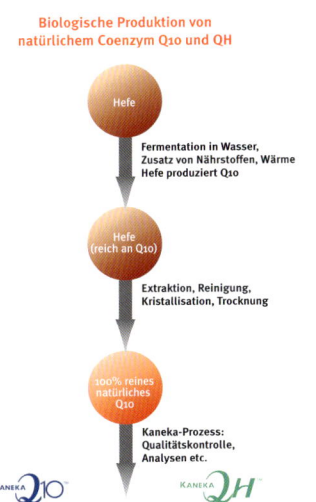

Das Hefeverfahren zur Herstellung von Q10 und QH ist besonders umweltschonend, natürlich und nachhaltig.

Quelle: Siebrecht 2010

Qualitätsunterschiede bei Coenzym Q10/QH

Q10 ist heute immer noch relativ teuer und es lohnt sich für viele Hersteller, die Preise zu unterbieten. Allerdings darf der Preiskampf nicht auf Kosten der Qualität gehen. Die Produkte enthalten unter- schiedliche Rückstände und Verunreinigungen. Wer sichergehen will, sollte auf die beste Q10–Qualität achten und dabei auch einen etwas höheren Preis in Kauf nehmen. Die Firma Kaneka ist momentan die einzige Firma, die den Verbrauchern durch ihr Qualitätssiegel auf den Produkten eine gleichbleibende, kontrollierte Qualität und damit ein hohes Maß an Sicherheit garantiert.

Kaneka Q10 und Kaneka QH

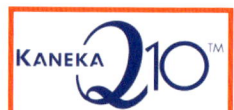

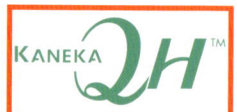

Die Kaneka-Qualitäts- siegel KanekaQ10® und KanekaQH®

Kaneka ist ein weltweit agierender japanischer Chemiekonzern mit 7.400 Mitarbeitern und einem Umsatz von ca. 5 Milliarden US–Dollar. Allein in der Forschung und Entwicklung arbeiten 800 Mitarbeiter und jährlich investiert Kaneka 150 Mio US–Dollar in die Forschung. Kaneka ist weltweit der größte Hersteller von Q10 und QH. Die Sicherheits- und Qualitätsanforderungen für Lebensmittel und Arzneimittel in Japan, denen sich Kaneka unterziehen muss, sind die höchsten der Welt. Kaneka hat mit seinen Rohstoffen Q10 und QH seit Jahren viele Studien durchgeführt, um die Sicherheit des Produktionsverfahrens und der Verabreichung beim Menschen zu belegen.

Sicherheit von Coenzym Q10 und QH

Q10 gibt es seit über 30 Jahren als Nahrungsergänzung in Europa, den USA, Japan und vielen anderen Ländern der Welt. Lange Zeit war die Dosierung von Q10 im Nahrungsergänzungsmittelbereich aus Sicher- heitsgründen auf 30 mg pro Tag begrenzt. Jedoch nach 30 Jahren und vielen Studien zur Q10–Sicherheit haben Wissenschaftler den Wert für eine sichere Q10–Supplementation auf 1.200 mg pro Tag angehoben. Diese neue Sachlage hat dazu geführt, dass nun höhere Q10–Dosie- rungen in den Ländern der EU erlaubt werden. In Belgien und in Ita- lien wurde die zulässige Tagesverzehrmenge von Q10 jetzt auf 200 mg Q10 pro Tag erhöht. Auch in Deutschland kann man schon Produkte mit 50 bis 200 mg Q10 pro Kapsel kaufen.

Zurzeit laufen in den USA Studien, zum Beispiel bei der Behandlung von Parkinson–Kranken, welche 2.400 bis 3.000 mg Q10 pro Tag verwenden (Vortrag Prof. Beal, Q10 Konferenz Brüssel 2010). In Zukunft können hohe Dosierungen vermieden und stattdessen geringere Dosierungen von 600 bis 900 mg QH oder noch weniger eingesetzt werden.

Verträglichkeit von Q10 allgemein

Wenn wir unsere tägliche Nahrung mit hochwertigem Coenzym Q10 oder Ubiquinol (QH) ergänzen – in der Regel mit 30 bis 100 mg Q10 – dann führen wir uns damit einen natürlichen Nährstoff zu, den wir auch in unserem Körper selbst herstellen und der zudem in unseren Lebensmitteln enthalten ist, wenn auch in kleinen Mengen. Es ist auch möglich, eine Menge von 30 mg über Lebensmittel aufzunehmen, allerdings muss die Ernährung dann fleischbetont sein und reichlich pflanzliche Öle und Nüsse enthalten, was keiner ausgewogenen Ernährung entspricht.

Von daher ist es nicht vorstellbar, dass mit dieser Menge eine Unverträglichkeit einhergeht. Dies konnte gleichermaßen für die aktive Form QH gezeigt werden. Mengen von bis zu 300 mg wurden über eine Studiendauer von vier Wochen problemlos vertragen[60]. Dies erklärt sich daraus, dass die aktive Form QH mehr als 80 Prozent des gesamten Körperbestands an Coenzym Q10 ausmacht, und selbst wenn das nicht aktive Coenzym Q10 über die Nahrung zugeführt wird, wird es schon während der Aufnahme im Darm oder gleich danach in die aktive Form umgewandelt[1]. Immerhin werden Coenzym–Q10–haltige Nahrungsergänzungsmittel in den westlich orientierten Industrienationen seit über 20 Jahren verzehrt, ohne dass Zweifel an der Sicherheit begründet werden konnten.

> Auch wenn wegen bestimmter Erkrankungen höhere Q10-Mengen verzehrt werden mussten, wurden sie von den Patienten gut vertragen.

Q10: selbst in höheren Dosierungen gut bekömmlich

Um Patienten, die an neurologischen Erkrankungen mit Störungen der Mitochondrienfunktion leiden, optimal therapieren zu können, wurden sehr hoch dosierte Gaben verabreicht. Auch über acht Monate hinweg wurden selbst Mengen von täglich 3.000 mg Coenzym Q10 sehr gut vertragen, es zeigte sich auch kein unerwünschter Effekt auf das Blutbild[42]. In der Gruppe mit Coenzym Q10 dauerte es signifikant länger, bis von unerwünschten Wirkungen berichtet wurde, die sich aber in ihrer Art nicht von einer Vergleichsgruppe mit einem Scheinpräparat unterschieden.

NOAEL bedeutet:
No observed Adverse
Effect Level.

Dies wurde auch anhand von Tiermodellen bestätigt, mit deren Hilfe der sogenannte NOAEL–Wert ermittelt werden konnte. Dieser Wert sagt aus, bis zu welcher Dosierung keine unerwünschten Wirkungen auftreten. Bei Coenzym Q10 beträgt dieser Wert 1.200 mg pro Tag.

Da Coenzym Q10 vom
Körper selbst
produziert wird und
auch in kleinen Mengen
in Nahrungsmitteln
enthalten ist, hat der
Körper kein Problem,
wenn wir es zusätzlich
zuführen, sei es als
Nahrungsergänzungs-
mittel in Mengen von
30 bis 100 mg oder
therapiebegleitend in
Dosen bis zu 1.200 mg.

Q10 als Nahrungsergänzung stört die körpereigene Produktion nicht

Die Zufuhr von außen beeinflusst die körpereigene Synthese von Coenzym Q10 nicht, obwohl es theoretisch denkbar wäre, dass unser Körper seine Eigenproduktion, dem natürlichen Prinzip des geringsten Aufwands folgend, in dem Moment sofort zurückfährt, wenn ihm Coenzym Q10 bereits fertig zugeführt wird. Dem ist aber nicht so. Man muss keine Befürchtung haben, in einen Mangelzustand zu geraten, wenn man plötzlich aufhört, die gewohnte Menge an Coenzym Q10 oder QH zu ergänzen. In einer Untersuchung wurden dazu 100 mg radioaktiv markiertes Coenzym Q10 an gesunde Personen verabreicht. Somit konnte genau unterschieden werden, welcher Anteil im Blutplasma aus der Eigenproduktion stammte und welcher zugeführt wurde[165]. So ließ sich zeigen, dass die körpereigene Synthese nicht durch zusätzliche Gabe von 100 mg, wie sie für Nahrungsergänzungsmittel typisch sind, gehemmt wird. Durch die Nahrungsergänzung wird der Organismus lediglich in seinem Energiepotential unterstützt und ist somit im Alter und bei Belastungen der unterschiedlichsten Art zu empfehlen. Solche Zusatzgaben wirken wesentlich nachhaltiger, wenn sie über Jahre regelmäßig ergänzt werden. Die meisten Studien zeigten deutliche Verbesserungen während der Zeit der regelmäßigen Supplementierung, aber sehr schnelle Rückfälle in den alten Zustand, wenn mit Coenzym Q10 wieder aufgehört wird. Dies erscheint auch stimmig, da ja die körpereigene Produktion von Coenzym Q10 durch die Ergänzung nicht gesteigert wird und es bei einem Stopp konsequenterweise zum Abfall auf das alte Energieniveau kommt.

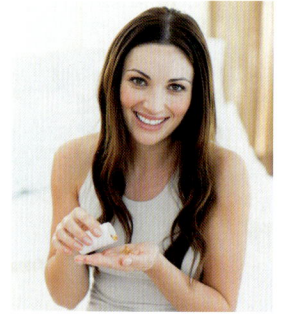

Es ist schwer, allein
über gesunde
Lebensmittel die
Coenzym-Q10-Vorräte
aufzufüllen. Ergänzende
Präparate können
Abhilfe schaffen.

Gerinnungshemmende Mittel: keine Gegenanzeige für Coenzym Q10/QH

Wegen vermuteter Unverträglichkeit Coenzym Q10 als Nahrungsergänzung grundsätzlich zu verurteilen und abzulehnen, wie es in der Zeitschrift »ÖKO–TEST« (Ausgabe 10/1995) geschehen ist, scheint nicht gerechtfertigt. »ÖKO–TEST« antwortete auf eine Leseranfrage zum Thema Coenzym Q10 pauschal: »Der Nutzen von Coenzym Q10 ist nicht erwiesen. Jeder, der sich ausgewogen ernähre, ist auch ausreichend mit Coenzym Q10 versorgt.« Diesen beiden Aussagen kann man nach gründlichem Quellenstudium und der Kenntnis vieler wissenschaftlicher Studien nicht uneingeschränkt zustimmen. Als konkretes Argument dafür, dass Coenzym–Q10–Gaben sogar eher gefährlich seien, wurde einzig die vermutete Wirkung auf blutgerinnungshemmende Mittel angeführt. Doch von Blutgerinnungshemmern ist bekannt, dass ihre Wirkung durch zahlreiche Arzneimittel, manchmal auch allein durch Nahrungsmittel abgeschwächt bzw. verstärkt werden kann.

Zahlreiche Studien bestätigten Sicherheit einer Q10-Ergänzung

Viele Menschen nehmen blutverdünnende Mittel, die die Wirkung von Vitamin K und hierüber die Blutgerinnung hemmen, denn Vitamin K wird zur Bildung von Gerinnungsstoffen gebraucht. Im Speziellen sind dies Mittel vom sogenannten Cumarintyp, wie z. B. Warfarin (Produktnamen Coumadin®) oder Phenprocoumon (Produktnamen Marcumar®, Falithrom®).

Wegen einer strukturellen Ähnlichkeit von Coenzym Q10 mit Vitamin K wurde vermutet, dass es zu Wechselwirkungen mit Mitteln zur Hemmung der Blutgerinnung kommen kann, weil sie deren Wirkung abschwächen.

Trotz früherer gegenteiliger Behauptungen steht fest, dass es nicht möglich ist, die sich ab einem bestimmten Alter einstellende Q10-Unterversorgung allein über Nahrungsmittel auszugleichen.

In einer Untersuchung an 171 Patienten fand man heraus, dass unter Ingwer, Weidenröschen, Johanniskraut, Cayennepfeffer und unter Coenzym Q10 die Blutgerinnung nicht wie bei Vitamin K gefördert, sondern eher etwas reduziert wird und auftretende Blutungen etwas länger andauerten[145]. Bei Ingwer kann dies erklärt werden, da er eine ähnliche Struktur hat wie Aspirin, was auch für die Urmutter des Aspirins, das Weidenröschen, gilt. Der Umfang des Effektes dürfte in etwa der blutgerinnungshemmenden Wirkung von Omega–3–Fettsäuren entsprechen, wie sie in Fischöl enthalten sind. Von daher lässt sich aus dieser Studie mit Vorsicht ableiten, dass Mengen ab 200 mg Coenzym Q10 und mehr einen moderaten Einfluss auf die Blutgerinnung haben können. Dies hat aber mit einer Wechselwirkung mit Marcumar nichts zu tun.

Die genauesten Untersuchungen sind sogenannte doppelblinde Untersuchungen, bei denen zwei Gruppen von Patienten miteinander verglichen werden. Eine bekommt das echte Produkt, die andere ein Scheinprodukt ohne Wirkung. Beide Produkte sehen gleich aus und weder der Arzt noch der Patient können erkennen, wer was bekommt. Mit einer derartig aufgebauten Studie wurde überprüft, ob die tägliche Gabe von 100 mg Coenzym Q10 über vier Wochen zusätzlich zu einem cumarinhaltigen Produkt (Warfarin, vergleichbar dem Marcumar) die Blutgerinnung in irgendeiner Weise stört. Am Ende konnte keinerlei Einfluss festgestellt werden, und dementsprechend lautete die Schlussfolgerung der Wissenschaftler: Coenzym Q10 beeinflusst die klinische Wirkung, d. h. die blutgerinnungshemmende Wirkung, von Warfarin nicht[35,36].

Auch für Diabetiker ist Coenzym Q10 sicher

Bei Patienten mit Zuckerkrankheit muss bei zusätzlicher Gabe von Arzneimitteln hinterfragt werden, ob es Probleme geben kann, gegebenenfalls wegen eines damit verbundenen Abfalls des Blutzuckerwertes. Dies wurde bei Typ–I–Diabetikern in einer sogenannten placebokontrollierten Doppelblindstudie untersucht. Es zeigte sich unter der dreimonatigen Gabe von täglich 100 mg Coenzym Q10, wie auch erwartet wurde, keine Beeinflussung des Blutzuckerwertes[36]. Deshalb können auch Diabetiker 100 mg Coenzym Q10 täglich problemlos ergänzen, wobei davon auszugehen ist, dass aufgrund des Wirkmechanismus auch höhere Mengen sicher sind.

Patienten, die blutgerinnungshemmende Mittel vom Typ Cumarin (z. B. Marcumar®) einnehmen, können problemlos 100 mg Coenzym Q10 täglich supplementieren. Coenzym Q10/QH steigert nicht die Blutgerinnung, sondern senkt sie ab einer Dosierung von 200 mg eher leicht, wie dies ja auch bei Aspirin oder Omega-3-Fettsäuren der Fall ist. Und das ist eher positiv zu bewerten.

Kurz gesagt:

- Als sichere Menge für den Menschen gelten 1.200 mg Coenzym Q10.

- Von Patienten mit bestimmten neurologischen Erkrankungen wurden täglich 3.000 mg Coenzym Q10 auch über acht Monate sehr gut vertragen.

- Die körpereigene Q10–Produktion bleibt unter zusätzlichem Verzehr von Coenzym Q10 voll erhalten.

- Auch Diabetiker können Coenzym Q10 ergänzen, ohne dass die Gefahr des Blutzuckerabfalls besteht.

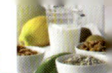

- Patienten, die Blutgerinnungshemmer vom Typ Cumarin einnehmen müssen, können problemlos täglich 100 mg Coenzym Q10 ergänzen. Bei Mengen ab 200 mg kann es eine leichte Verringerung der Blutgerinnung geben, unabhängig von der Wirkung des Cumarins. In dieser Hinsicht scheint Coenzym Q10 einen ähnlichen Effekt zu haben wie Omega-3-Fettsäuren (z. B. aus Fischöl oder auch Leinöl).

Literatur

Literatur ubiquinone / ubiquinol (Stand 15.06.2010)

1. Aberg F, Appelkvist EL, Dallner G, Ernster L. Distribution and redox state of ubiquinones in rat and human tissues. Arch Biochem Biophys. 1992 Jun;295(2):230–4.

2. Acin–Perez R, Hoyos B, Zhao F, Vinogradov V, Fischman DA, Harris RA, Leitges M, Wongsiriroj N, Blaner WS, Manfredi G, Hammerling U. Control of oxidative phosphorylation by vitamin A illuminates a fundamental role in mitochondrial energy homoeostasis. FASEB J. 2010 Feb;24(2):627–36. Epub 2009 Oct 7

3. Arroyo A, Navarro F, Gómez–Díaz C, Crane FL, Alcaín FJ, Navas P, Villalba JM. Interactions between ascorbyl free radical and coenzyme Q at the plasma membrane. Bioenerg Biomembr. 2000 Apr;32(2):199–210.

4. Baggio E, Gandini R, Plancher AC, Passeri M, Carmosino G. Italian multicenter study on the safety and efficacy of coenzyme Q10 as adjunctive therapy in heart failure. CoQ10 Drug Surveillance Investigators. Mol Aspects Med. 1994;15 Suppl:s287–94.

5. Balercia G, Buldreghini E, Vignini A, Tiano L, Paggi F, Amoroso S, Ricciardo–Lamonica G, Boscaro M, Lenzi A, Littarru G. Coenzyme Q10 treatment in infertile men with idiopathic asthenozoosper- mia: a placebo–controlled, double–blind randomized trial. Fertil Steril. 2009 May;91(5):1785–92. Epub 2008 Apr 8.

6. Bargossi AM, Grossi G, Fiorella PL, Gaddi A, Di Giulio R, Battino M. Exogenous CoQ10 supplementation prevents plasma ubiquinone reduction induced by HMG–CoA reductase inhibitors. Mol Aspects Med. 1994;15 Suppl:s187–93.

7. Belardinelli R, Muçaj A, Lacalaprice F, Solenghi M, Principi F, Tiano L, Littarru GP. Coenzyme Q10 improves contractility of dysfunctional myocardium in chronic heart failure. Biofactors. 2005;25(1–4):137–45.

8. Belardinelli R, Muçaj A, Lacalaprice F, Solenghi M, Seddaiu G, Principi F, Tiano L, Littarru GP. Coenzyme Q10 and exercise training in chronic heart failure. Eur Heart J. 2006 Nov;27(22):2675–81. Epub 2006 Aug 1.

9. Bentov Y, Esfandiari N, Burstein E, Casper RF. The use of mitochondrial nutrients to improve the outcome of infertility treatment in older patients. Fertil Steril. 2010 Jan;93(1):272–5. Epub 2009 Sep 3.

10. Berthold HK, Naini A, Di Mauro S, Hallikainen M, Gylling H, Krone W, Gouni–Berthold I. Effect of ezetimibe and/or simvastatin on coenzyme Q10 levels in plasma: a randomised trial. Drug Saf. 2006;29(8):703–12.

11. Berman M, Erman A, Ben–Gal T, Dvir D, Georghiou GP, Stamler A, Vered Y, Vidne BA, Aravot D. Coenzyme Q10 in patients with end– stage heart failure awaiting cardiac transplantation: a randomized, placebo– controlled study. Clin Cardiol. 2004 May;27(5):295–9.

12. Bhagavan HN, Chopra RK. Coenzyme Q10: absorption, tissue uptake, metabolism and pharmacokinetics. Free Radic Res. 2006 May;40(5):445–53. Review.

13. Blatt T, Mundt C, Mummert C, Maksiuk T, Wolber R, Keyhani R, Schreiner V, Hoppe U, Schachtschabel DO, Stäb F. [Modulation of oxidative stresses in human aging skin] Z Gerontol Geriatr. 1999 Apr;32(2):83–8. German

14. Bleske BE, Willis RA, Anthony M, Casselberry N, Datwani M, Uhley VE, Secontine SG, Shea MJ. The effect of pravastatin and atorvastatin on coenzyme Q10. Am Heart J. 2001 Aug;142(2):E2.

15. Bliznakov E.G. and Wilkins D.J. Biochemical and clinical consequences of inhibiting coenzyme Q10 biosynthesis by lipid–lowering HMG–Co A reductase inhibitors (statins): A critical overview. Adv.Ther. 15:218–228 (1998)

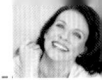

16. Bogentoft C, Edlund PO, Olsson B, Widlund L, Westensen K: Biopharmaceutical aspects of intravenous and oral administration of coenzyme Q10. Biomedical and Clinical Aspects of Coenzyme Q, 12, 215–224, 1991

17. Boles RG, Lovett-Barr MR, Preston A, Li BU, Adams K. Treatment of cyclic vomiting syndrome with co–enzyme Q10 and amitriptyline, a retrospective study. BMC Neurol. 2010 Jan 28;10:10.

18. Bonakdar RA, Guarneri E. Coenzyme Q10. Am Fam Physician. 2005 Sep 15;72(6):1065–70.

19. Braun B, Clarkson PM, Freedson PS, Kohl RL. Effects of coenzyme Q10 supplementation on exercise performance, VO2max, and lipid peroxidation in trained cyclists. Int J Sport Nutr. 1991 Dec;1(4): 353–65.

20. Buhmann C, Arlt S, Kontush A, Möller–Bertram T, Sperber S, Oechsner M, Stuerenburg HJ, Beisiegel U. Plasma and CSF markers of oxidative stress are increased in Parkinson's disease and influenced by antiparkinsonian medication. Neurobiol Dis. 2004 Feb;15(1):160–70.

21. Cabrini L, Barzanti V, Cipollone M, Fiorentini D, Grossi G, Tolomelli B, Zambonin L, Landi L. Antioxidants and total peroxyl radical–trapping ability of olive and seed oils. J Agric Food Chem. 2001 Dec;49(12):6026–32.

22. Caso G, Kelly P, McNurlan MA, Lawson WE. Effect of coenzyme q10 on myopathic symptoms in patients treated with statins. Am J Cardiol. 2007 May 15;99(10):1409–12. Epub 2007 Apr 3.

23. Challem J.(2005). Nutrients that enhance energy and prevent DNA damage.In: Feed your Genes Right. 41–53. John Wiley & Sons, Hoboken, New Jersey.

24. Chello M, Mastroroberto P, Romano R, Bevacqua E, Pantaleo D, Ascione R, Marchese AR, Spampinato N. Protection by coenzyme Q10 from myocardial reperfusion injury during coronary artery bypass grafting. Ann Thorac Surg. 1994 Nov;58(5):1427–32.

25. Chello M, Mastroroberto P, Romano R, Castaldo P, Bevacqua E, Marchese AR. Protection by coenzyme Q10 of tissue reperfusion injury during abdominal aortic crossclamping. J Cardiovasc Surg (Torino). 1996 Jun;37(3):229–35.

26. Cho DH, Nakamura T, Lipton SA. Mitochondrial dynamics in cell death and neurodegeneration. Cell Mol Life Sci. 2010 Jun 25. [Epub ahead of print]

27. Cleren C, Yang L, Lorenzo B, Calingasan NY, Schomer A, Sireci A, Wille EJ, Beal MF. Therapeutic effects of coenzyme Q10 (CoQ10) and reduced CoQ10 in the MPTP model of Parkinsonism. J Neurochem. 2008 Mar;104(6):1613–21. Epub 2007 Oct 31.

28. Crane, F.L. et al.: Isolation of a quinone from beef heart mitochondria. In: Biochim. Biophys. Acta. Bd. 25, S. 220–221.1957

29. Crane FL: Biochemical functions of coenzyme Q10. J. Am. Coll. Nutr. 20: 591–598, 2001

30. Dallner G, Brismar K, Chojnacki T, Swiezewska E. Regulation of coenzyme Q biosynthesis and breakdown. Biofactors. 2003;18(1–4):11–22. Review.

31. Dallner G, Sindelar PJ. Regulation of ubiquinone metabolism. Free Radic Biol Med. 2000 Aug;29(3–4):285–94. Review.

32. Damian MS, Ellenberg D, Gildemeister R, Lauermann J, Simonis G, Sauter W, Georgi C. Coenzyme Q10 combined with mild hypothermia after cardiac arrest: a preliminary study. Circulation. 2004 Nov 9;110(19):3011–6. Epub 2004 Nov 1.

33. de Moura MB, dos Santos LS, Van Houten B. Mitochondrial dysfunction in neurodegenerative diseases and cancer. Environ Mol Mutagen. 2010 Jun;51(5):391–405.

34. Dutton, P.L. et al.: Coenzyme Q oxidation reduction reactions in mitochondrial electron transport. In: Kagan, V.E. & Quinn, P.J. (Hrsg.): Coenzyme Q: Molecular mechanisms in health and disease. CRC Press, 2000, S. 65–82.

35. Engelsen J, Nielsen JD, Winther K. Effect of coenzyme Q10 and Ginkgo biloba on warfarin dosage in stable, long–term warfarin treated outpatients. A randomised, double blind, placebo–crossover trial. Thromb Haemost. 2002 Jun;87(6):1075–6. No abstract available.

36. Engelsen J, Nielsen JD, Hansen KF. [Effect of Coenzyme Q10 and Ginkgo biloba on warfarin dosage in patients on long-term warfarin treatment. A randomized, doubleblind, placebo-controlled cross-over trial] Ugeskr Laeger. 2003 Apr 28;165(18):1868–71. Danish.

37. Eriksson JG, Forsén TJ, Mortensen SA, Rohde M. The effect of coenzyme Q10 administration on metabolic control in patients with type 2 diabetes mellitus. Biofactors. 1999;9(2–4):315–8.

38. Ernster, L. & Dallner, G. (1995): Biochemical, physiological and medical aspects of ubiquinone function. Biochim. Biophys. Acta. Bd. 1271, S. 195–204.

39. Evans M, Baisley J, Barss S., Guthrie N.: A randomized, double-blind trial on the bioavailability of two CoQ10 formulations, Journal of Functional Foods I 65–73 (2009)

40. Evans MA, Golomb BA. Statin-associated adverse cognitive effects: survey results from 171 patients. Pharmacotherapy. 2009 Jul;29(7):800–11.

41. Feher J, Kovacs B, Kovacs I, Schveoller M, Papale A, Balacco Gabrieli C. Improvement of visual functions and fundus alterations in early age-related macular degeneration treated with a combination of acetyl-L-carnitine, n-3 fatty acids, and coenzyme Q10. Ophthalmologica. 2005 May–Jun;219(3):154–66.

42. Ferrante KL, Shefner J, Zhang H, Betensky R, O'Brien M, Yu H, Fantasia M, Taft J, Beal MF, Traynor B, Newhall K, Donofrio P, Caress J, Ashburn C, Freiberg B, O'Neill C, Paladenech C, Walker T, Pestronk A, Abrams B, Florence J, Renna R, Schierbecker J, Malkus B, Cudkowicz M. Tolerance of high-dose (3,000 mg/day) coenzyme Q10 in ALS. Neurology. 2005 Dec 13;65(11):1834–6.

43. Folkers K. Relevance of the biosynthesis of coenzyme Q10 and of the four bases of DNA as a rationale for the molecular causes of cancer and a therapy. Biochem Biophys Res Commun. 1996 Jul 16;224(2):358–61.

44. Folkers K, Langsjoen P, Willis R, Richardson P, Xia LJ, Ye CQ, Tamagawa H. Lovastatin decreases coenzyme Q levels in humans. Proc Natl Acad Sci U S A. 1990 Nov;87(22):8931–4

45. Folkers K, Vadhanavikit S, Mortensen SA. Biochemical rationale and myocardial tissue data on the effective therapy of cardiomyopathy with coenzyme Q10. Proc Natl Acad Sci U S A. 1985 Feb;82(3):901–4.

46. Folkers K, Wolaniuk J, Simonsen R, Morishita M, Vadhanavikit S. Biochemical rationale and the cardiac response of patients with muscle disease to therapy with coenzyme Q10. Proc Natl Acad Sci U S A. 1985 Jul;82(13):4513–6.

47. Folkers K, Littarru GP, Ho L, Runge TM, Havanonda S, Cooley D. Evidence for a deficiency of coenzyme Q10 in human heart disease. Int Z Vitaminforsch. 1970;40(3):380–90. No abstract available.

48. Fujii K, Kubo H, Kawabe T, Matsumoto S, Hosoe K (2006)Determination of ubiquinol (reduced form of coenzyme Q10) content in foods.J. Agric. Food Chem.

49. Galpern WR, Cudkowicz ME. Coenzyme Q treatment of neurodegenerative diseases of aging. Mitochondrion. 2007 Jun;7 Suppl:S146–53. Epub 2007 Mar 27. Review.

50. Ghirlanda G, Oradei A, Manto A, Lippa S, Uccioli L, Caputo S, Greco AV, Littarru GP. Evidence of plasma CoQ10-lowering effect by HMG-CoA reductase inhibitors: a doubleblind, placebo-controlled study. J Clin Pharmacol. 1993 Mar;33(3):226–9.

51. Gökbel H, Gül I, Belviranl M, Okudan N. The effects of coenzyme Q10 supplementation on performance during repeated bouts of supramaximal exercise in sedentary men. J Strength Cond Res. 2010 Jan;24(1):97–102.

52. Hallström H: Oskadlighetsbedömning av coenzyme Q10. Vär Föda 46: 250–259, 1993 (in Swedish)

53. Hamilton SJ, Chew GT, Watts GF. Coenzyme Q10 improves endothelial dysfunction in statin-treated type 2 diabetic patients. Diabetes Care. 2009 May;32(5):810–2. Epub 2009 Feb 19.

54. Hauser RA. Early pharmacologic treatment in Parkinson's disease. Am J Manag Care. 2010 Mar;16 Suppl Implications:S100–7. Review.

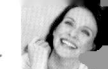

55. Hendler SS, Rorvic MS (Eds): Coenzyme Q10 (CoQ10) In: Physician desk reference (PDR) for nutritional supplements (First Edition). Medical Economics Company, New Jersey, pp 103–106, 2001.

56. Henriksen JE, Andersen CB, Hother–Nielsen O, Vaag A, Mortensen SA, Beck–Nielsen H. Impact of ubiquinone (coenzyme Q10) treatment on glycaemic control, insulin requirement and well–being in patients with Type 1 diabetes mellitus. Diabet Med. 1999 Apr;16(4):312–8.

57. Hershey AD, Powers SW, Vockell AL, Lecates SL, Ellinor PL, Segers A, Burdine D, Manning P, Kabbouche MA. Coenzyme Q10 deficiency and response to supplementation in pediatric and adolescent migraine. Headache. 2007 Jan;47(1):73–80.

58. Hipkiss AR. Aging, Proteotoxicity, Mitochondria, Glycation, NAD and Carnosine: Possible Inter–Relationships and Resolution of the Oxygen Paradox. Front Aging Neurosci. 2010 Mar 18;2:10.

59. Hodgson JM, Watts GF, Playford DA, Burke V, Croft KD. Coenzyme Q10 improves blood pressure and glycaemic control: a controlled trial in subjects with type 2 diabetes. Eur J Clin Nutr. 2002 Nov;56(11):1137–42.

60. Hosoe K, Kitano M, Kishida H, Kubo H, Fujii K, Kitahara M. Study on safety and bioavailability of ubiquinol (Kaneka QH) after single and 4–week multiple oral administration to healthy volunteers. Regul Toxicol Pharmacol. 2007 Feb;47(1):19–28. Epub 2006 Aug 21.

61. Ikematsu H, Nakamura K, Harashima S, Fujii K, Fukutomi N. Safety assessment of coenzyme Q10 (Kaneka Q10) in healthy subjects: a double–blind, randomized, placebocontrolled trial. Regul Toxicol Pharmacol. 2006 Apr;44(3):212–8. Epub 2006 Jan 23.

62. James, A.M. et al. (2004): Antioxidant and prooxidant properties of mitochondrial Coenzyme Q. In: Arch. Biochem. Biophys. Bd. 423, S. 47–56.

63. Jannsens L et Van hulle F; Efficacy comparison between Ubiquinone and Ubiquinol , Poster at the 6th Conference of the International Coenzyme Q10 Association, Brussels, Belgium, May 27 – 30 (2010)

64. Jones K, Hughes K, Mischley L, McKenna DJ. Coenzyme Q–10: efficacy, safety, and use. Review. Altern Ther Health Med. 2002 May–Jun;8(3):42–55; quiz 56, 138.

65. Judy WV, Stogsdill WW, Folkers K. Myocardial preservation by therapy with coenzyme Q10 during heart surgery. Clin Investig. 1993;71(8 Suppl):S155–61.

66. Jula A, Marniemi J, Huupponen R, Virtanen A, Rastas M, Rönnemaa T. Effects of diet and simvastatin on serum lipids, insulin, and antioxidants in hypercholesterolemic men: a randomized controlled trial. JAMA. 2002 Feb 6;287(5):598–605.

67. Kaien A, Appelkvist EL, Dallner G: Age–related changes in the lipid compositions of rat and human tissues: Lipids, 24, 579–584,1989

68. Kaikkonen J, Kosonen L, Nyyssönen K, Porkkala–Sarataho E, Salonen R, Korpela H, Salonen JT. Effect of combined coenzyme Q10 and d–alpha–tocopheryl acetate supplementation on exercise–induced lipid peroxidation and muscular damage: a placebo–controlled double–blind study in marathon runners. Free Radic Res. 1998 Jul;29(1):85–92.

69. Kaikkonen J, Nyyssönen K, Tuomainen TP, Ristonmaa U, Salonen JT. Determinants of plasma coenzyme Q10 in humans. FEBS Lett. 1999 Jan 25;443(2):163–6.

70. Kaikkonen J, Nyyssönen K, Tomasi A, Iannone A, Tuomainen TP, Porkkala–Sarataho E, Salonen JT. Antioxidative efficacy of parallel and combined supplementation with coenzyme Q10 and d–alpha–tocopherol in mildly hypercholesterolemic subjects: a randomized placebo–controlled clinical study. Free Radic Res. 2000 Sep;33(3):329–40.

71. Kaikkonen J, Tuomainen TP, Nyyssonen K, Salonen JT. Coenzyme Q10: absorption, antioxidative properties, determinants, and plasma levels. Free Radic Res. 2002 Apr;36(4):389–97.

72. Kalén A, Appelkvist E–L, Dallner G: Age–related changes in the lipid compositions of rat and human tissues. Lipids 24: 579–584, 1989

73. Kamei M, Fujita T, Kanbe T, Sakaki K, Oshiba K, Otani S, Matsui-Yuasa I, Morisawa S: The distribution and content of ubiquinone in foods. Internat. J. Vit. Nutr. Res., 56, 5763, 1986

74. Kamikawa T, Kobayashi A, Yamashita T, Hayashi H, Yamazaki N. Effects of coenzyme Q10 on exercise tolerance in chronic stable angina pectoris. Am J Cardiol. 1985 Aug 1;56(4):247–51.

75. Kang EY, Choi JW, Gwak HS, Chun IK. Comparison of bioavailability of two ubidecarenone products in healthy Korean volunteers. Int J Clin Pharmacol Ther. 2009 Mar;47(3):207–14.

76. Kaplan P, Sebestianová N, Turiaková J, Kucera I. Determination of coenzyme Q in human plasma. Physiol Res. 1996;45(1):39–45.

77. Keith M, Mazer CD, Mikhail P, Jeejeebhoy F, Briet F, Errett L. Coenzyme Q10 in patients undergoing CABG: Effect of statins and nutritional supplementation. Nutr Metab Cardiovasc Dis. 2008 Feb;18(2):105–11. Epub 2007 Mar 26.

78. Kendler BS. Supplemental conditionally essential nutrients in cardiovascular disease therapy. J Cardiovasc Nurs. 2006 Jan–Feb;21(1):9–16. Review.

79. Kharaeva Z, Gostova E, De Luca C, Raskovic D, Korkina L. Clinical and biochemical effects of coenzyme Q(10), vitamin E, and selenium supplementation to psoriasis patients. Nutrition. 2009 Mar;25(3):295–302. Epub 2008 Nov 28.

80. Khatta M, Alexander BS, Krichten CM, Fisher ML, Freudenberger R, Robinson SW, Gottlieb SS. The effect of coenzyme Q10 in patients with congestive heart failure. Ann Intern Med. 2000 Apr 18;132(8):636–40.

81. Kikkawa K, Takehara I, Miyakoshi T, and Miyawaki H: Safety of high dose supplementation of coenzyme Q10 in healthy human adults. Jpn.J.Food Chem.14:76–81 (2007)

82. Kishi T, Okamoto T, Kanamori N, Yamagami T, Kishi H, Okada A, Folkers K: Estimation of plasma levels of coenzyme Q10 and relationship to oral dosage. In: Folkers K and Yamamura Y (Eds). Biomedical and clinical aspects of coenzyme Q. vol. 3. Elsevier / North-Holland Biomedical Press, pp 67–78, 1981

83. Kocharian A, Shabanian R, Rafiei-Khorgami M, Kiani A, Heidari-Bateni G. Coenzyme Q10 improves diastolic function in children with idiopathic dilated cardiomyopathy. Cardiol Young. 2009 Sep;19(5):501–6. Epub 2009 Aug 25.

84. Kontush A, Reich A, Baum K, Spranger T, Finckh B, Kohlschütter A, Beisiegel U. Plasma ubiquinol-10 is decreased in patients with hyperlipidaemia. Atherosclerosis. 1997 Feb 28;129(1):119–26.

85. Kon M, Tanabe K, Akimoto T, Kimura F, Tanimura Y, Shimizu K, Okamoto T, Kono I. Reducing exercise-induced muscular injury in kendo athletes with supplementation of coenzyme Q10. Br J Nutr. 2008 Oct;100(4):903–9. Epub 2008 Feb 20.

86. Kubo H, Fujii K, Kawabe T, Matsumoto S, Kishida H, Hosoe K, Food content of Ubiquinol-10 and Ubiquinone-10 in the Japanese diet, J Food Composition and Analysis, in press, accepted manuscript, available online 21 November 2007

87. Kuettner A, Pieper A, Koch J, Enzmann F, Schroeder S. Influence of coenzyme Q(10) and cerivastatin on the flow-mediated vasodilation of the brachial artery: results of the ENDOTACT study. Int J Cardiol. 2005 Feb 28;98(3):413–9.

88. Kuklinski B, Weissenbacher E, Fähnrich A. Coenzyme Q10 and antioxidants in acute myocardial infarction. Mol Aspects Med. 1994;15 Suppl:s143–7.

89. Kumar A, Singh RB, Saxena M, Niaz MA, Josh SR, Chattopadhyay P, Mechirova V, Pella D, Fedacko J. Effect of carni Q-gel (ubiquinol and carnitine) on cytokines in patients with heart failure in the Tishcon study. Acta Cardiol. 2007 Aug;62(4):349–54.

90. Lamperti C, Naini AB, Lucchini V, Prelle A, Bresolin N, Moggio M, Sciacco M, Kaufmann P, DiMauro S. Muscle coenzyme Q10 level in statin-related myopathy. Arch Neurol. 2005 Nov;62(11):1709–12.

91. Lampertico M, Comis S. Italian multicenter study on the efficacy and safety of coenzyme Q10 as adjuvant therapy in heart failure. Clin Investig. 1993;71(8 Suppl):S129–33.

92. Langsjoen PH, Vadhanavikit S, Folkers K. Response of patients in classes III and IV of cardiomyopathy to therapy in a blind and crossover trial with coenzyme Q10. Proc Natl Acad Sci U S A. 1985 Jun;82(12):4240–4.

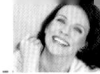

93. Langsjoen PH, Vadhanavikit S, Folkers K. Effective treatment with coenzyme Q10 of patients with chronic myocardial disease. Drugs Exp Clin Res. 1985;11(8):577-9.

94. Langsjoen PH, Folkers K, Lyson K, Muratsu K, Lyson T, Langsjoen P. Effective and safe therapy with coenzyme Q10 for cardiomyopathy. Klin Wochenschr. 1988 Jul 1;66(13):583-90.

95. Langsjoen PH, Folkers K, Lyson K, Muratsu K, Lyson T, Langsjoen P. Pronounced increase of survival of patients with cardiomyopathy when treated with coenzyme Q10 and conventional therapy. Int J Tissue React. 1990;12(3):163-8.

96. Langsjoen H, Langsjoen P, Langsjoen P, Willis R, Folkers K. Usefulness of coenzyme Q10 in clinical cardiology: a long-term study. Mol Aspects Med. 1994;15 Suppl:s165-75.

97. Langsjoen PH, Langsjoen AM. Overview of the use of CoQ10 in cardiovascular disease, Biofactors, 9: 273-284, 1999

98. Langsjoen PH and Langsjoen AM: The clinical use of HMG CoA-reductase Inhibitors and the associated depletion of coenzyme Q10: A review of animal and human publications. Biofactors 18: 101-111, 2003

99. Langsjoen PH, Langsjoen AM. Supplemental ubiquinol in patients with advanced congestive heart failure. Biofactors. 2008;32(1-4):119-28.

100. Lenaz G, Bovina C, D'Aurelio M, Fato R, Formiggini G, Genova ML, Giuliano G, Merlo Pich M, Paolucci U, Parenti Castelli G, Ventura B. Role of mitochondria in oxidative stress and aging.Ann N Y Acad Sci. 2002 Apr;959:199-213. Review

101. Lim SC, Lekshminarayanan R, Goh SK, Ong YY, Subramaniam T, Sum CF, Ong CN, Lee BL. The effect of coenzyme Q10 on microcirculatory endothelial function of subjects with type 2 diabetes mellitus. Atherosclerosis. 2008 Feb;196(2):966-9. Epub 2007 Dec 31. No abstract available.

102. Linnane AW, Kopsidas G, Zhang C, Yarovaya N, Kovalenko S, Papakostopoulos P, Eastwood H, Graves S, Richardson M. Cellular redox activity of coenzyme Q10: effect of CoQ10 supplementation on human skeletal muscle. Free Radic Res. 2002 Apr;36(4):445-53.

103. Lu WL, Zhang Q, Lee HS, Zhou TY, Sun HD, Zhang DW, Zheng L, Lee M, Wong SM. Total coenzyme Q10 concentrations in Asian men following multiple oral 50-mg doses administered as coenzyme Q10 sustained release tablets or regular tablets. Biol Pharm Bull. 2003 Jan;26(1):52-5.

104. Lucker PW, Wetzelsberger N, Hennings G, Rehn D. Pharmacokinetics of Coenzyme ubidecarenone in healthy volunteers. Biomed Clin Aspects of coenzyme Q, vol 4: 143-151, 1984

105. Mabuchi H, Higashikata T, Kawashiri M, Katsuda S, Mizuno M, Nohara A, Inazu A, Koizumi J, Kobayashi J. Reduction of serum ubiquinol-10 and ubiquinone-10 levels by atorvastatin in hypercholesterolemic patients. J Atheroscler Thromb. 2005;12(2):111-9.

106. Mabuchi H, Nohara A, Kobayashi J, Kawashiri MA, Katsuda S, Inazu A, Koizumi J; Hokuriku Lipid Research Group. Effects of CoQ10 supplementation on plasma lipoprotein lipid, CoQ10 and liver and muscle enzyme levels in hypercholesterolemic patients treated with atorvastatin: a randomized double-blind study. Atherosclerosis. 2007 Dec;195(2):e182-9. Epub 2007 Aug 6.

107. Makhija N, Sendasgupta C, Kiran U, Lakshmy R, Hote MP, Choudhary SK, Airan B, Abraham R. The role of oral coenzyme Q10 in patients undergoing coronary artery bypass graft surgery. J Cardiothorac Vasc Anesth. 2008 Dec;22(6):832-9. Epub 2008 Jun 6.

108. Malm C, Svensson M, Ekblom B, Sjödin B. Effects of ubiquinone-10 supplementation and high intensity training on physical performance in humans. Acta Physiol Scand. 1997 Nov;161(3):379-84.

109. Mattila P, Kumpulainen: Coenzyme Q9 and Q10: Contents in foods and dietary intake. J. Food Composition and Analysis. 14,409-417, 2001

110. Menshikova EV, Ritov VB, Ferrell RE, Azuma K, Goodpaster BH, Kelley DE. Characteristics of skeletal muscle mitochondrial biogenesis induced by moderate-intensity exercise and weight loss in obesity. J Appl Physiol. 2007 Jul;103(1):21-7. Epub 2007 Mar 1.

111. Miyake Y, Shouzu A, Nishikawa M, Yonemoto T, Shimizu H, Omoto S, Hayakawa T, Inada M. Effect of treatment with 3-hydroxy-3-methyl-glutaryl coenzyme A reductase inhibitors on serum coenzyme Q10 in diabetic patients. Arzneimittelforschung. 1999 Apr;49(4):324–9.

112. Mizuno K, Tanaka M, Nozaki S, Mizuma H, Ataka S, Tahara T, Sugino T, Shirai T, Kajimoto Y, Kuratsune H, Kajimoto O, Watanabe Y. Antifatigue effects of coenzyme Q10 during physical fatigue. Nutrition. 2008 Apr;24(4):293–9. Epub 2008 Feb 13. Erratum in: Nutrition. 2008 Jun;24(6):616.

113. Molyneux SL, Florkowski CM, George PM, Pilbrow AP, Frampton CM, Lever M, Richards AM. Coenzyme Q10: an independent predictor of mortality in chronic heart failure. J Am Coll Cardiol. 2008 Oct 28;52(18):1435–41.

114. Molyneux SL, Florkowski CM, Richards AM, Lever M, Young JM, George PM. Coenzyme Q10; an adjunctive therapy for congestive heart failure? N Z Med J. 2009 Oct 30;122(1305):74–9.

115. Morisco C, Trimarco B, Condorelli M. Effect of coenzyme Q10 therapy in patients with congestive heart failure: a long–term multicenter randomized study. Clin Investig. 1993;71(8 Suppl):S134–6.

116. Morisco C, Nappi A, Argenziano L, Sarno D, Fonatana D, Imbriaco M, Nicolai E, Romano M, Rosiello G, Cuocolo A. Noninvasive evaluation of cardiac hemodynamics during exercise in patients with chronic heart failure: effects of short–term coenzyme Q10 treatment. Mol Aspects Med. 1994;15 Suppl:s155–63.

117. Mortensen SA, Leth A, Agner E, Rohde M. Dose–related decrease of serum coenzyme Q10 during treatment with HMG–CoA reductase inhibitors. Mol Aspects Med. 1997;18 Suppl:S137–44.

118. Müller T, Büttner T, Gholipour AF, Kuhn W. Coenzyme Q10 supplementation provides mild symptomatic benefit in patients with Parkinson's disease. Neurosci Lett. 2003 May 8;341(3):201–4.

119. Munkholm H, Hansen HH, Rasmussen K. Coenzyme Q10 treatment in serious heart failure. Biofactors. 1999;9(2–4):285–9.

120. Muta–Takada K, Terada T, Yamanishi H, Ashida Y, Inomata S, Nishiyama T, Amano S. Coenzyme Q10 protects against oxidative stress–induced cell death and enhances the synthesis of basement membrane components in dermal and epidermal cells. Biofactors. 2009 Sep–Oct;35(5):435–41.

121. Niklowitz P, Sonnenschein A, Janetzky B, Andler W, Menke T. Enrichment of coenzyme Q10 in plasma and blood cells: defense against oxidative damage. Int J Biol Sci. 2007 Apr 5;3(4):257–62.

122. NINDS NET–PD Investigators. A randomized clinical trial of coenzyme Q10 and GPI–1485 in early Parkinson disease. Neurology. 2007 Jan 2;68(1):20–8.

123. Noia G, Littarru GP, De Santis M, Oradei A, Mactromarino C, Trivellini C, Caruso A. Coenzyme Q10 in pregnancy. Fetal Diagn Ther. 1996 Jul–Aug;11(4):264–70.

124. Okello E, Jiang X, Mohamed S, Zhao Q, Wang T. Combined statin/coenzyme Q10 as adjunctive treatment of chronic heart failure. Med Hypotheses. 2009 Sep;73(3):306–8. Epub 2009 May 5.

125. Okamoto T, Mizuta K, Mizobuchi S, Usui A, Takahashi T, Fujimoto S, Kishi T. Decreased serum ubiquinol–10 levels in healthy subjects during exercise at maximal oxygen uptake. Biofactors. 2000;11(1–2):31–3. No abstract available.

126. Oranje WA, Sels JP, Rondas–Colbers GJ, Lemmens PJ, Wolffenbuttel BH. Effect of atorvastatin on LDL oxidation and antioxidants in normocholesterolemic type 2 diabetic patients. Clin Chim Acta. 2001 Sep 25;311(2):91–4.

127. Ouchi A, Nagaoka S, Mukai K. Tunneling effect in regeneration reaction of vitamin E by ubiquinol. J Phys Chem B. 2010 May 20;114(19):6601–7.

128. Pacanowski MA, Frye RF, Enogieru O, Schofield RS, Zineh I. Plasma Coenzyme Q10 Predicts Lipid–lowering Response to High–Dose Atorvastatin. J Clin Lipidol. 2008 Aug;2(4):289–297.

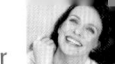

129. Päivä H, Thelen KM, Van Coster R, Smet J, De Paepe B, Mattila KM, Laakso J, Lehtimäki T, von Bergmann K, Lütjohann D, Laaksonen R. High-dose statins and skeletal muscle metabolism in humans: a randomized, controlled trial. Clin Pharmacol Ther. 2005 Jul;78(1):60–8.

130. Palomäki A, Malminiemi K, Metsä-Ketelä T. Enhanced oxidizability of ubiquinol and alpha-tocopherol during lovastatin treatment.FEBS Lett. 1997 Jun 30;410(2–3):254–8.

131. Passi S, Stancato A, Aleo E, Dmitrieva A, Littarru GP. Statins lower plasma and lymphocyte ubiquinol/ubiquinone without affecting other antioxidants and PUFA. Biofactors. 2003;18(1–4):113–24.

132. PDR for Nutritional Supplements, Ist Edition; Coenzyme Q10 (CoQ10) ed by S.S. Hendler pp 103–106, 2003 Thomson Healthcare

133. Pepe S, Marasco SF, Haas SJ, Sheeran FL, Krum H, Rosenfeldt FL. Coenzyme Q10 in cardiovascular disease. Mitochondrion. 2007 Jun;7 Suppl:S154–67. Epub 2007 Mar 16. Review.

134. Permanetter B, Rössy W, Klein G, Weingartner F, Seidl KF, Blömer H. Ubiquinone (coenzyme Q10) in the long-term treatment of idiopathic dilated cardiomyopathy. Eur Heart J. 1992 Nov;13(11):1528–33.

135. Prahl S, Kueper T, Biernoth T, Wöhrmann Y, Münster A, Fürstenau M, Schmidt M, Schulze C, Wittern KP, Wenck H, Muhr GM, Blatt T. Aging skin is functionally anaerobic: importance of coenzyme Q10 for anti aging skin care. Biofactors. 2008;32(1–4):245–55.

136. Pravst I, Zmitek K, Zmitek J. Coenzyme Q10 contents in foods and fortification strategies. Crit Rev Food Sci Nutr. 2010 Apr;50(4):269–80. Review.

137. Reidenberg MM. Statins, lack of energy and ubiquinone. Br J Clin Pharmacol. 2005 May;59(5):606–7. No abstract available.

138. Rosenfeldt F, Marasco S, Lyon W, Wowk M, Sheeran F, Bailey M, Esmore D, Davis B, Pick A, Rabinov M, Smith J, Nagley P, Pepe S. Coenzyme Q10 therapy before cardiac surgery improves mitochondrial function and in vitro contractility of myocardial tissue. J Thorac Cardiovasc Surg. 2005 Jan;129(1): 25–32.

139. Rozen TD, Oshinsky ML, Gebeline CA, Bradley KC, Young WB, Shechter AL, Silberstein SD. Open label trial of coenzyme Q10 as a migraine preventive. Cephalalgia. 2002 Mar;22(2):137–41.

140. Sacher HL, Sacher ML, Landau SW, Kersten R, Dooley F, Sacher A, Sacher M, Dietrick K, Ichkhan K. The clinical and hemodynamic effects of coenzyme Q10 in congestive cardiomyopathy. Am J Ther. 1997 Feb–Mar;4(2–3):66–72.

141. Safarinejad MR. Efficacy of coenzyme Q10 on semen parameters, sperm function and reproductive hormones in infertile men. J Urol. 2009 Jul;182(1):237–48. Epub 2009 May 17.

142. Sándor PS, Di Clemente L, Coppola G, Saenger U, Fumal A, Magis D, Seidel L, Agosti RM, Schoenen J. Efficacy of coenzyme Q10 in migraine prophylaxis: a randomized controlled trial. Neurology. 2005 Feb 22;64(4):713–5.

143. Schick BA, Laaksonen R, Frohlich JJ, Päivä H, Lehtimäki T, Humphries KH, Côté HC. Decreased skeletal muscle mitochondrial DNA in patients treated with high-dose simvastatin. Clin Pharmacol Ther. 2007 May;81(5):650–3. Epub 2007 Feb 28.

144. Schmelzer C, Lorenz G, Rimbach G, Döring F. In Vitro Effects of the Reduced Form of Coenzyme Q(10) on Secretion Levels of TNF-alpha and Chemokines in Response to LPS in the Human Monocytic Cell Line THP-1. J Clin Biochem Nutr. 2009 Jan;44(1):62–6. Epub 2008 Dec 27.

145. Shalansky S, Lynd L, Richardson K, Ingaszewski A, Kerr C. Risk of warfarin-related bleeding events and supratherapeutic international normalized ratios associated with complementary and alternative medicine: a longitudinal analysis. Pharmacotherapy. 2007 Sep;27(9):1237–47.

146. Shindo, Y., Witt, E., Han, D., Epstein, W., and Packer, L., Enzymic and non-enzymic antioxidants in epidermis and dermis of human skin, Invest. Dermatol., 102 (1994) 122, 124.

147. Shults CW, Oakes D, Kieburtz K, Beal MF, Haas R, Plumb S, Juncos JL, Nutt J, Shoulson I, Carter J, Kompoliti K, Perlmutter JS, Reich S, Stern M, Watts RL, Kurlan R, Molho E, Harrison M, Lew M; Parkinson Study Group. Effects of coenzyme Q10 in early Parkinson disease: evidence of slowing of the functional decline. Arch Neurol. 2002 Oct;59(10):1541–50.

148. Shults CW, Flint Beal M, Song D, Fontaine D. Pilot trial of high dosages of coenzyme Q10 in patients with Parkinson's disease. Exp Neurol. 2004 Aug;188(2):491–4.

149. Silver MA, Langsjoen PH, Szabo S, Patil H, Zelinger A. Effect of atorvastatin on left ventricular diastolic function and ability of coenzyme Q10 to reverse that dysfunction. Am J Cardiol. 2004 Nov 15;94(10):1306–10.

150. Sinatra ST. Metabolic cardiology: an integrative strategy in the treatment of congestive heart failure. Altern Ther Health Med. 2009 May-Jun;15(3):44–52.

151. Singh RB, Wander GS, Rastogi A, Shukla PK, Mittal A, Sharma JP, Mehrotra SK, Kapoor R, Chopra RK. Randomized, double-blind placebo-controlled trial of coenzyme Q10 in patients with acute myocardial infarction. Cardiovasc Drugs Ther. 1998 Sep;12(4):347–53.

152. Singh RB, Niaz MA, Rastogi SS, Shukla PK, Thakur AS. Effect of hydrosoluble coenzyme Q10 on blood pressures and insulin resistance in hypertensive patients with coronary artery disease. J Hum Hypertens. 1999 Mar;13(3):203–8.

153. Singh RB, Neki NS, Kartikey K, Pella D, Kumar A, Niaz MA, Thakur AS. Effect of coenzyme Q10 on risk of atherosclerosis in patients with recent myocardial infarction. Mol Cell Biochem. 2003 Apr;246(1–2):75–82.

154. Singh RB, Niaz MA, Kumar A, Sindberg CD, Moesgaard S, Littarru GP. Effect on absorption and oxidative stress of different oral Coenzyme Q10 dosages and intake strategy in healthy men. Biofactors. 2005;25(1–4):219–24.

155. Soja AM, Mortensen SA: Treatment of congestive heart failure with coenzyme Q10 illuminated by meta-analyses of clinical trials. Mol Aspects Med 18 (Suppl): S159-168, 1997

156. Soongswang J, Sangtawesin C, Durongpisitkul K, Laohaprasitiporn D, Nana A, Punlee K, Kangkagate C. The effect of coenzyme Q10 on idiopathic chronic dilated cardiomyopathy in children. Pediatr Cardiol. 2005 Jul-Aug;26(4):361–6.

157. Storch A, Jost WH, Vieregge P, Spiegel J, Greulich W, Durner J, Müller T, Kupsch A, Henningsen H, Oertel WH, Fuchs G, Kuhn W, Niklowitz P, Koch R, Herting B, Reichmann H; German Coenzyme Q(10) Study Group. Randomized, double-blind, placebo-controlled trial on symptomatic effects of coenzyme Q(10) in Parkinson disease. Arch Neurol. 2007 Jul;64(7):938–44. Epub 2007 May 14.

158. Strey CH, Young JM, Molyneux SL, George PM, Florkowski CM, Scott RS, Frampton CM. Endothelium-ameliorating effects of statin therapy and coenzyme Q10 reductions in chronic heart failure. Atherosclerosis. 2005 Mar;179(1):201–6. Epub 2004 Dec 29.

159. Taggart DP, Jenkins M, Hooper J, Hadjinikolas L, Kemp M, Hue D, Bennett G. Effects of short-term supplementation with coenzyme Q10 on myocardial protection during cardiac operations. Ann Thorac Surg. 1996 Mar;61(3):829–33.

160. Tanaka J, Tominaga R, Yoshitoshi M, Matsui K, Komori M, Sese A, Yasui H, Tokunaga K. Coenzyme Q10: the prophylactic effect on low cardiac output following cardiac valve replacement. Ann Thorac Surg. 1982 Feb;33(2):145–51.

161. Tauler P, Ferrer MD, Sureda A, Pujol P, Drobnic F, Tur JA, Pons A. Supplementation with an antioxidant cocktail containing coenzyme Q prevents plasma oxidative damage induced by soccer. Eur J Appl Physiol. 2008 Nov;104(5):777–85. Epub 2008 Jul 30.

162. Teran E, Hernandez I, Nieto B, Tavara R, Ocampo JE, Calle A. Coenzyme Q10 supplementation during pregnancy reduces the risk of pre-eclampsia. Int J Gynaecol Obstet. 2009 Apr;105(1):43–5. Epub 2009 Jan 19.

163. Thomas SR, Neuzil J, Stocker R. Cosupplementation with coenzyme Q prevents the prooxidant effect of alpha-tocopherol and increases the resistance of LDL to transition metal-dependent oxidation initiation. Arterioscler Thromb Vasc Biol. 1996 May;16(5):687–96.

164. Tiano L, Belardinelli R, Carnevali P, Principi F, Seddaiu G, Littarru GP. Effect of coenzyme Q10 administration on endothelial function and extracellular superoxide dismutase in patients with ischaemic heart disease: a double-blind, randomized controlled study. Eur Heart J. 2007 Sep;28(18):2249-55. Epub 2007 Jul 19.

165. Tomono Y, Hasegawa J, Seki T, Motegi K, Morishita N. Pharmacokinetic study of deuterium-labelled coenzyme Q10 in man. Int J Clin Pharmacol Ther Toxicol. 1986 Oct;24(10):536-41.

166. Tran MT, Mitchell TM, Kennedy DT, Giles JT. Role of coenzyme Q10 in chronic heart failure, angina, and hypertension. Pharmacotherapy. 2001 Jul;21(7):797-806. Review.

167. Udompataikul M, Sripiroj P, Palungwachira P. An oral nutraceutical containing antioxidants, minerals and glycosaminoglycans improves skin roughness and fine wrinkles. Int J Cosmet Sci. 2009 Dec;31(6):427-35. Epub 2009 Jun 30.

168. Wanagat J, Dai DF, Rabinovitch P. Mitochondrial oxidative stress and mammalian healthspan. Mech Ageing Dev. 2010 Jun 8. [Epub ahead of print]

169. Watts GF, Playford DA, Croft KD, Ward NC, Mori TA, Burke V. Coenzyme Q(10) improves endothelial dysfunction of the brachial artery in Type II diabetes mellitus. Diabetologia. 2002 Mar;45(3):420-6.

170. Weber TA, Reichert AS. Impaired quality control of mitochondria: aging from a new perspective. Exp Gerontol. 2010 Aug;45(7-8):503-11. Epub 2010 May 6.

171. Weber C, Bysted A, Hølmer G. Coenzyme Q10 in the diet—daily intake and relative bioavailability. Mol Aspects Med. 1997;18 Suppl:S251-4.

172. Weber C, A Bysted, Holmer G: The coenzyme Q10 content of the average Danish diet. Int J. Vit Nutr Res. 67, 123–129, 1997

173. Weber, C.: Dietary intake and absorption of coenzyme Q. In: Kagan, V.E. & Quinn, P.J. (Hrsg.): Coenzyme Q: Molecular mechanisms in health and disease. CRC Press, 2000, S. 209–215.

174. Weston SB, Zhou S, Weatherby RP, Robson SJ. Does exogenous coenzyme Q10 affect aerobic capacity in endurance athletes? Int J Sport Nutr. 1997 Sep;7(3):197-206.

175. Wolters M, Hahn A. Plasma ubiquinone status and response to six-month supplementation combined with multivitamins in healthy elderly women—results of a randomized, double-blind, placebo-controlled study. Int J Vitam Nutr Res. 2003 May;73(3):207-14.

176. Yamaguchi N, Nakamura K, Oguma Y, Fujiwara S, Takabe M, Sono A, Kawasaki T, Otsubo K, Wakigawa K. Genotoxicity studies of ubidecarenone (coenzyme Q10) manufactured by bacteria fermentation. J Toxicol Sci. 2009 Oct;34(4):389-97.

177. Yamamoto Y, Yamashita S. Plasma ratio of ubiquinol and ubiquinone as a marker of oxidative stress. Mol Aspects Med. 1997;18 Suppl:S79-84.

178. Ylikoski T, Piirainen J, Hanninen O, Penttinen J. The effect of coenzyme Q10 on the exercise performance of cross-country skiers. Mol Aspects Med. 1997;18 Suppl:S283-90.

179. Young JM, Florkowski CM, Molyneux SL, McEwan RG, Frampton CM, George PM, Scott RS. Effect of coenzyme Q(10) supplementation on simvastatin-induced myalgia. Am J Cardiol. 2007 Nov 1;100(9):1400-3. Epub 2007 Aug 16.

180. Zheng A, Moritani T. Influence of CoQ10 on autonomic nervous activity and energy metabolism during exercise in healthy subjects. J Nutr Sci Vitaminol (Tokyo). 2008 Aug;54(4):286-90.

181. Zhou S, Zhang Y, Davie A, Marshall-Gradisnik S, Hu H, Wang J, Brushett D. Muscle and plasma coenzyme Q10 concentration, aerobic power and exercise economy of healthy men in response to four weeks of supplementation. J Sports Med Phys Fitness. 2005 Sep;45(3):337-46.

182. Zita C, Overvad K, Mortensen SA, Sindberg CD, Moesgaard S, Hunter DA. Serum coenzyme Q10 concentrations in healthy men supplemented with 30 mg or 100 mg coenzyme Q10 for two months in a randomised controlled study. Biofactors. 2003;18(1-4):185-93.

Register

Die Autoren

Dr. med. Gisela Rauch-Petz beschäftigt sich seit über 15 Jahren schwerpunktmäßig mit Präventivmedizin, insbesondere mit Ernährung und Mikronährstofftherapie. Wegen ihrer langjährigen Erfahrung speziell auf dem Sektor der klinischen Arzneimittelforschung ist ihr vorrangiges Ziel, Arzneimittel mit höchster Zurückhaltung einzusetzen und durch Prävention so weit wie möglich einzusparen. Das Wissen dazu vermittelt sie in Ratgebern, durch Seminare und Vorträge.

Ulla Unger, Ökotrophologin, war bereits Co-Autorin der ersten Ausgabe. Ihr Kompass Vitamine war viele Jahre so beliebt, dass er in viele Sprachen übersetzt wurde. Frau Unger lebt und arbeitet als freie Foodjournalistin in München.

Dr. Stefan Siebrecht arbeitet seit über 15 Jahren in den Bereichen Ernährung, Mikronährstofftherapie und Sportlerernährung. Er ist selbstständiger Berater für Vitalstoffe und Buchautor. In der Nährstofftherapie sieht er eine große Chance, unsere Gesundheit ergänzend zur klassischen Medizin ganzheitlich und nebenwirkungsarm positiv zu beeinflussen.

Bildnachweis

Alle Grafiken und Illustrationen stammen von Veronika Moga, München.

U1 (N.N.); Gettyimages: 56 (Lifesize/RF); Istockphoto: 24 (TommL); 30 (Gordon Bell), 33 (Hubert Grüner), 49 (Carey Hope), 50 (Tyler Stalman), 53 (Sebastian Kaulitzki), 54 (Daniel Laflor), 55 (webphotographeer), 58 (diego cervo), 60 (Fertnig), 84 (Liv Friis-Larsen), 87 (Stefano Lunardi); Kaneka: 12 u., 57; Panthermedia, München: 45 (Fabrice Michandeau), 51 (Monkey Business Images); Shutterstock: 4, 7 u., 76 (Yuri Arcurs), 5 o. (18 percentgrey), 16 (Denis Tabler), 17 (Vasaleks), 22 (Silver John), 23 (Dusan Zidar), 34 (Goodluz), 46, 74, 85 (Monkey Business Images), 52 (ssnaphotos), 64 (Kzenon), 66 (Stocklite), 77 (privilege), 83 (Phil Date), 96 (Sean Prior); Südwest Verlag, München: 5 u., 8 (Matthias Tunger), 41 (Rainer Hofmann), 88 (Klaus Arras)

Impressum

© 2010 by Südwest Verlag, einem Unternehmen der Verlagsgruppe Random House GmbH, 81673 München

Die Verwertung der Texte und Bilder, auch auszugsweise, ist ohne Zustimmung des Verlags urheberrechtswidrig und strafbar. Dies gilt auch für Vervielfältigungen, Übersetzungen, Mikroverfilmung und für die Verarbeitung mit elektronischen Systemen.

Umschlaggestaltung: R.M.E. Eschlbeck/Kreuzer/ Botzenhardt
Illustrationen und Grafiken: Veronika Moga
Bildredaktion: Tanja Nerger
Projektleitung: Herta Winkler
Redaktion und Koordination: Nina Andres
Layout und Satz: JUNG MEDIENPARTNER, Limburg
Druck: Druckerei Plenk, Berchtesgaden

Mixed Sources
Product group from well-managed forests and other controlled sources
Produktgruppe aus vorbildlich bewirtschafteten Wäldern und anderen kontrollierten Herkünften
www.fsc.org   Cert no. IC-COC-100097
© 1996 Forest Stewardship Council

Verlagsgruppe Random House FSC-DEU-0100

Das für dieses Buch verwendete FSC-zertifizierte Papier *Profisilk* liefert Sappi, Alfeld

Printed in Germany

ISBN: 978-3-517-08681-1

579/069350101X817 2635 4453 6271